AME 人文系列图书 7B014

听影说医

史冬泉　著

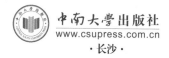

中南大学出版社
www.csupress.com.cn
·长沙·

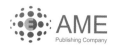

AME
Publishing Company

图书在版编目（CIP）数据

听泉说医/史冬泉著. —长沙：中南大学出版社，2023.3
ISBN 978 - 7 - 5487 - 5199 - 1

Ⅰ.①听… Ⅱ.①史… Ⅲ.①临床医学—经验—中国—现代 Ⅳ.①R4

中国版本图书馆CIP数据核字（2022）第225310号

AME 人文系列图书 7B014

听泉说医
TINGQUAN SHUOYI

史冬泉 著

□出 版 人　吴湘华
□丛书策划　汪道远　陈海波
□项目编辑　陈海波　廖莉莉
□责任编辑　陈海波　李沛宇　黄冰滢
□责任印制　李月腾　潘飘飘
□封面题词　黄 惇
□版式设计　胡晓艳　林子钰
□出版发行　中南大学出版社

　　　　　　社址：长沙市麓山南路　　　　邮编：410083
　　　　　　发行科电话：0731-88876770　　传真：0731-88710482

□策 划 方　AME Publishing Company

　　　　　　地址：香港沙田石门京瑞广场一期，16 楼 C

　　　　　　网址：www.amegroups.com

□印　　装　天意有福科技股份有限公司

□开　　本　710×1000　1/16　□印张 8.75　□字数 164 千字　□插页
□版　　次　2023 年 3 月第 1 版　□2023 年 3 月第 1 次印刷
□书　　号　ISBN 978 - 7 - 5487 - 5199 - 1
□定　　价　45.00 元

AME 人文系列图书序言

有一次与一位朋友聊天，讨论一篇正在准备投稿的论文，"您的这篇论文被杂志接受发表之后，下一步您准备做什么？"面对我的问题，他不假思索地回答："请研究团队一起出去吃顿火锅，庆祝一下！"

"吃完火锅呢？"

"进一步申请课题，做研究，发更多的论文和更牛的论文……"

据说，他们团队在吃火锅的时候，经常碰撞出思维的火花。他在科研方面已经取得不错的成绩，不断挑战新问题，不断超越自我，他很享受这个过程。

论文被接受之后，也许大家选择庆祝的方式有很多种，但是，发更多更"牛"的论文之后，大都会选择类似的一条道路——思考人文。

这也许就是人文的力量，虽然至今我们依然难以去定义人文这个词。

这也是我们AME出版社隆重推出这套人文系列图书的重要原因。

这套图书的作者有来自香港大学的教授，有来自北京某个小学的9岁小朋友，还有其他各行各业的，虽然他们的背景各异，但是，有一点是一致的，他们要么是生物医学领域的学者，要么其家人是生物医学领域的学者。

期待更多的人在吃火锅的时候，能够聊起这套图书，更希望这套图书能够给更多人带来一些科研的灵感和思维的放松。

让我们一起品尝火锅，激情工作，享受生活，拥抱人文，是为序。

汪道远

AME出版社社长

既想品尝他的"咖啡"，也期待品味他的"红酒"

　　2019年2月13日，"史医生咖啡馆"正式"开张"，在AME科研时间微信公众号推出第一篇文章——《都"9102"年了，到底什么是医学创新？》。

　　用一杯咖啡的时间，分享一些临床思考。"史医生咖啡馆"栏目由南京大学鼓楼医院史冬泉教授主笔，从自己的故事出发，期待与广大同行一起尝试解答临床实践中遇到的"小困惑"，寻找一些可复制的、接地气儿的创新思维与方法。每解决一个小困惑，都是一次"微创新"，医学进步的驱动力正源于此。

　　这既是初衷，也是一份期待！

　　过去的两年，史冬泉医生一直在坚持，或是某个假日的午后，或是夜深人静的时刻，他悄悄地向微信群里发了一篇刚出炉的文章，并请我的同事帮他"润色"一下语言。我和我的同事能够在第一时间读到他的文章，感到很开心，久而久之，便慢慢变为一份期待！

　　我与冬泉虽然认识有7年了，但是，早在14年前我就认识了他的太太魏嘉医生。2009年7月31日—8月4日，第13届世界肺癌大会在美国旧金山召开，当年年龄不到30岁的魏嘉医生代表课题组站在国际学术会议的讲台上作口头报告。报告结束之后，我和国内的很多参会代表一起向她祝贺，魏嘉医生很谦虚、自信，也很礼貌。当时，她听说我准备创办和出版英文学术期刊时，觉得很不靠谱，但是并未表露出来。后来，魏嘉医生发现我真的创办了出版公司——AME，并且创办的期刊成功被SCI收录了。于是，2015年底，魏嘉医生大胆地将我引荐给她的丈夫冬泉医生。冬泉是一位充满激情、执行力强、有梦想的关节外科医生。

　　2016年初，我与冬泉第一次见面，讨论如何创办英文杂志——Annals of Joint（《关节年鉴》杂志，简称AOJ杂志），从策略到细节，聊了大半天。那次详谈后，冬泉将我们讨论的计划和细节，第一时间汇报给他非常尊敬的老师蒋青教授。无比荣幸的是，蒋老师对此给予百分百的支持！于是，AOJ杂志创刊的各项筹备工作就紧锣密鼓地启动了。2016年5月28日，南京鼓楼医院历史上第一本英文杂志AOJ杂志正式创刊，蒋青教授担任主编，冬泉担任执行主编并主持了启动仪式。2018年12月19日，*AOJ*杂志被Emerging Sources Citation Index（ESCI）数据库收录。

2018年底，我与冬泉再一次见面。聊起AME在成都开了一家"另类"咖啡馆的事，这个咖啡馆的名字叫"神来咖啡"（寓意是喝了这杯咖啡，写文章的时候，下笔如有神），咖啡的名字分别是"主任咖啡""主治咖啡""住院总咖啡""轮转咖啡"。这些名字虽然奇怪，但是很接地气。当我向冬泉介绍，"主任咖啡"很甜，"轮转咖啡"很苦的时候，他给我一个建议：应该对调一下。当轮转医生累了，喝上一杯很甜的"轮转咖啡"，心情会舒畅很多；当轮转医生遇到烦心事，去品尝一杯很苦的"主任咖啡"，发现原来做主任也有很苦的一面……他的建议似乎很有道理。遗憾的是，他的建议至今未能被采纳，因为公司战略层面的考虑，2019年底AME神来咖啡馆被悄悄地关了。

虽然谈起咖啡和咖啡馆，冬泉滔滔不绝，但经过那次见面，我才知道其实他从来不喝咖啡。于是，我们就约定开一家不销售任何咖啡的"线上"咖啡馆——"史医生咖啡馆"！

除了咖啡，冬泉对红酒情有独钟。有一次我和他、魏嘉医生一起在一位朋友的酒庄小聚，从"八卦"到梦想，天南海北，聊了一个晚上，前后喝了几瓶来自不同国家的红酒。那位酒庄的庄主特别给我们介绍了一款红酒，在一条长桌上，将红酒按照年份先后顺序摆成一排。冬泉看到其中一瓶的年份与他的太太魏嘉医生的出生年份一样，便和那位庄主说，这一瓶务必留着，将来给他。那一刻，冬泉许了一个小小的心愿，当他的人生第一篇论文在 *Cell/Nature/Science/NEJM/Lancet/JAMA/BMJ*其中某一杂志上发表的时候，他将打开那瓶红酒。

今日，"史医生咖啡馆"合集成书，正式出版。受冬泉的邀请，写几句心里话，希望冬泉能够在工作之余，继续写作，与我们分享他的故事。我们想品尝他的"咖啡"，也期待品味他的"红酒"，是为序。

汪道远

自序

　　一直想给这个行业留下一些心里话，讲给年轻医生、学生、患者和同侪们听听。于是，每当内心有冲动想要倾诉的时候，就立马拿起笔疯狂记录，不能停。生怕冲动的"浓度"被稀释，于是一气呵成，完成了早期的稿子。承蒙多年好友汪道远社长的青睐和支持，配置了编辑团队，于是有了"史医生咖啡馆"的连载。没有想到的是，很多文章引起了同行们的共鸣，他们经常在课题组微信群和朋友圈转发。随着文稿不断地积累，我将其集合成书的想法油然而生，希望能引起更多的情感共振。出书是起点，是激发我动笔的动力，当然，我更希望本书能点燃更多的年轻医者书写随笔的火苗。因为，灵感就像流星划过天际，不记录就什么也没有了。亲身经历的很多事情也都是如此，非常有借鉴意义。本书中记录的内容都是本人亲身经历的人和事，加上自己的批判性思维、思辨感悟。非常期待其中点滴能在读者身上引发共鸣和思考。比如书中写了《我为什么要学医？》《年轻医生如何让患者找到你》《我们应该如何读文献》《都"9102"年了，到底什么是医学创新？》《"膝关节痛"思维成长七进门》等，毫无保留地与大家分享、剖析内心。无论是好，抑或不好，都需要每个人通过批判性思维去品、去悟。书中也收录了其他好朋友的一些感悟和学习心得，包括中年医生学习新技术的成长之旅、护理专家源于临床的创新研究和临床转化，都非常典型和亲切。读完此书，会有一种书中所述很多都是自己每天所见、所闻、所思和所做的事的感觉。

　　文章基本都是我在旅途中完成的。高铁和飞机是我高效写作的场所。一直觉得最近产量降低，可能是由于疫情期间，里程数陡然降低，减少了路上思考和自省的时间。有一次学生还提醒我，"史老师，'听泉说'有一个半月没有更新了"。欣喜的是，近来黄惇老师夸我篆刻的理解力有所进步。

　　道远让我回忆和学生们相处的点滴，为下一本书埋下伏笔。的确，自己也是由学生成长为老师的。此外，周围一些师生的故事，耳濡目染，也让我有很多的感悟和体会。但有一点是确定的——"师道，以学生为贵"是我一直遵守和践行的。我也会邀请好友们一起分享他们的故事，珍惜这一生有缘的学术血缘。

　　医生成长真心不易，愿这本书能送去一缕光。手术是加法，培训外科医生是乘法。于我，更喜欢这样的"幂"。

史冬泉

目　录

第四部分　与同侪说

第一部分 与年轻医生说

第一章　我为什么要学医？

1999年高考前，我的梦想一直是学习汽车工程专业，在未来制造出世界上最好的汽车。然而，成绩一般的我查了资料，当时只有清华大学和上海交通大学有汽车工程专业。虽然觉得机会渺茫，但我还是一直在往这个目标努力。可是考完试，预估高考分数631分的我，最后只考了625分。预填志愿的时候，我自然地填了汽车工程专业，但真正填报时，我却选择了医学专业。当时我作出这个决定最主要的原因可能是看到父亲一直遭受帕金森病的折磨，想凭借自己的努力在将来为医院的患者减少些痛苦。现在回过头来想想，学医还是非常令人向往的。

我的职业生涯中充满了以下几个关键词：成就感、快乐、价值感。

一、成就感

成就感，这个关键词几乎是伴随医生一生的。记得当我做住院医生轮转的时候，曾经管理一位有过医患纠纷的患者。因为切口反复感染不愈合，他已经在医院住了很长时间。刚刚管理这位患者的时候，他知道我是个新人，所以不太信任——这从他的眼神和言语中都能感受到。但我每次给他处理伤口时，都会把切口边缘的坏死组织清理得干净彻底，只留下非常新鲜娇嫩的肉芽，并且每次都设身处地以白话形式为他解释切口不愈合可能的原因。一个月左右后，患者切口愈合良好。

这位患者与妻子相依为命，夫妻俩过得非常清贫，一位是残疾人理发师，一位帮忙打打下手，全家人都靠理发为生。经过我与他们反复的交流、沟通，患者表示非常满意，同意出院。他们走的时候还给我留下了纸条（图1-1），虽然有错别字，但是感情真挚。作为一位刚刚工作的住院医生，看到纸条时，我心中的成就感无法言表，心里很甜。

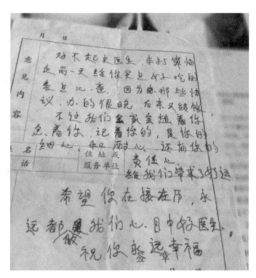

图1-1　患者出院前留给我的手写的纸条

　　我自己独立手术后，遇到过一位20多岁的小伙子。他正值青春年华，却因为罹患强直性脊柱炎双侧髋关节融合，左侧脱位以后和髂骨长在了一起，一直卧床，非常痛苦。经过我们双侧髋关节置换的治疗，小伙子终于能站起来了。他来我门诊复查的时候，特别自豪、高兴地跟我说："史主任，我能走路了。"作为手术医生，看着他妈妈带着泪花的笑容，油然而生的成就感真的值得让人回味一辈子。

　　这样的故事，每天都在医院上演着。我相信，当看见患者能像常人一样行走时，每一位骨科医生都会有梦想照进现实的成就感。推己及人，相信神经外科、心胸外科、急诊科、ICU的医生们看到患者起死回生，更会激动到无以言表吧。

　　除此之外，医生成就感的另一大来源是对临床科学问题的发现。对于关节外科医生来说，最大的挑战就是关节软骨损伤的修复。经过5年的努力，我们团队发明了一种优于原有报道的软骨修复方法，在不久的将来可以应用于患者，让他们可以更好地行走，而且治疗费用与原来相比降低了2/3。这种液体支架适用于任何形状的软骨缺损，同时可以在缺损的地方释放2个月药物。当我看到我们的研究成果被广泛引用时，顿时觉得只要我们努力、认真去做一件事情，一定会被大众发现和认可（图1-2）。经过研究，我们筛选了骨关节炎、髋关节发育不良等疾病的易感基因，最佳的止血使用方案及关节置换血栓高危人群等。每一项发现，都有望减轻疾病给患者带来的困扰，给他们带去希望。

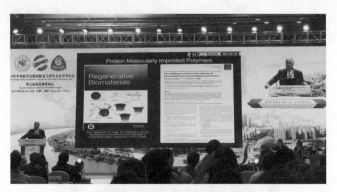

图1-2　我们的研究成果在大会报告中被展现

二、快乐

学医之路，的确需要热爱。如果你不喜欢这个行业，那你的人生将会充满抱怨，影响自己、影响家人。其实，学医这条路上遇到更多的是快乐，它的来源多种多样——患者的痊愈、文章的发表、专利的使用、新技术的开展、知识的传播、同行的肯定、导师的赞许、学生的崇拜，等等。我记得有一次，才刚开始给患者做手术，他的心跳、呼吸就骤停了，但我们整个麻醉团队按压了心脏50多分钟都没有放弃，最终患者奇迹般地生还了。看到患者的心跳、呼吸、血压、血氧都正常的那一刻，抢救团队互相拥抱，眼神交流中都能感受到对方的激动，那种深入骨髓的快乐可能是其他行业很难体会的。

对于我来说，还有一部分快乐来自"快乐学术"。2015年，我倡议和主导建立了"江苏省青年关节聚乐部"。当时起名"聚乐部"就是希望大家在一起"聚集快乐"。很多人觉得学医是枯燥无味的，可能是因为在学医的过程中少了很多快乐的交流与分享。江苏省青年关节聚乐部目前有成员近800人，覆盖了江苏省二、三级医院80%的青年关节爱好者，每年培训教育10 000人次以上。本来以为只有自己一个人在默默地、枯燥地读书，学习专业，但是当你发现有这么一群关节爱好者可以"抱"在一起时，就会有很多思维的火花迸出，发现很多快乐的泉眼。

最让我感到快乐的是，有江苏省青年关节聚乐部的成员说自己的妻子发现他变了，晚上不出去参加应酬了，而是整天抱着微信群学习和讨论里面的病例及一些琐碎的知识点。渐渐地，我们的"聚乐部"辐射到了全国，建立了吴阶平医学基金会青年骨科医师联盟，让更多的青年骨科同道感受到快乐学术的温暖。北京的壹树咖啡馆每周都充满着欢声笑语，因为"壹树课堂"已经形成了品牌，每周都会有教授级志愿者来分享经验、互相交流，让在北京进修的医生们不会觉得孤单，一起享受"快乐手术、快乐学术"的时光。我想每个专科都会有这样的群体存在，在传播着医学的魅力和快乐。

三、价值感

学医以后，你会发现个人的社会价值陡然增加。患者需要你、家人需要你、亲戚需要你、朋友需要你；同时，患者、家人、亲戚、朋友的"七大姑八大姨"也需要你。他们还会"接单"，织成一张巨大的社会资源关系网。曾有一位好友要忙南京市创新周活动，把自己怀疑得了心肌梗死的亲戚交给了我，以便自己能够安心且毫无后顾之忧地投入工作。当然，当你自己遇到各式各样困难的时候，会有一群人愿意帮助你，为你出力。看到别人在你的帮助之下，减少了痛苦、增加了快乐，个人的价值会得到更大程度地发挥和体现。

不仅如此，我们中青年骨科医生还会聚集在一起，利用自己的碎片化时间，把资源下沉到基层，为基层的医院、医生带去先进的理念和技术，当地的百姓足不出户即可享受到顶级三甲医院的优质医疗资源。"聚是一团火，散是满天星"，每个人的价值聚集到一起，就能够为解决中国医疗资源不平衡的问题做出年轻医生们应有的贡献。

生命如此宝贵，医生更应得到相应的尊重。随着医疗环境不断改善，医疗生态不断进化，成为一名医者毫无疑问是勇者的首选。

（史冬泉）

第二章　聊聊年轻医生的选择

"史老师，我不喜欢现在的专业，但也不知道自己喜欢什么专业，好像总找不到让我愿意为之奉献一生的事业，怎么办？""史老师，我大二了，平时所学有内科、外科、妇产科、儿科等各种学科，令人眼花缭乱，以至于自己选择专业时非常迷惑，怎么办？""有人建议女生不要选择外科就业，在内科里挑挑就行，老师您觉得呢？""我应该如何选择导师呢？""史老师，我不知道未来选学硕还是专硕，若是专硕有规培证，我还是想先拿证再说，您觉得呢？"我经常被问到类似的问题。

可见医学生从报考志愿开始就一直面临着怎么挑选合适的方向，怎么选择适合的导师，学硕好还是专硕好，要不要出国学习，女生是不是一定要选内科等各种各样的问题。假如走错一步，影响的将是整个医学生涯，最终直接影响我们的患者和学生。

回想自己一路走来所做的选择，虽说不一定都正确，但至少是个试错的过程。每一次面临选择，我们都要遵从内心做出决定并常常回忆思考、总结，真正做到不忘初心，砥砺前行。

一、怎么选专业

很多医学生选专业非常随意，甚至觉得只要成绩好，想选什么就选什么。还有部分医学生大一喜欢肝胆外科，大二喜欢心胸外科，大三喜欢肿瘤科，大四喜欢整形科，大五喜欢口腔科，最后选择了妇产科。他们一直在变，但愿在变的过程中能找到自己喜欢的专业。

医学生开始时千万不要因为感觉有个专业适合自己就轻易做选择，本科阶段是调研和试错的好时机。要找到真正适合自己的专业还得靠实践，实践才能出真知。医学生可以利用寒暑假去自己喜欢的专业科室参观、见习、参与查房及门诊等工作，了解科室疾病、常见病的构成及科室氛围，花费

2周左右的时间就能对科室的基本情况有初步认识。经过几个寒暑假的见习、实习，医学生能对喜欢的专业有个详尽的调研，这样就可以在很大程度上避免选到不适合自己的专业。

二、怎么选导师

你可能会因为一位导师而选择终生研究的专业，所以导师的选择毋庸置疑是重要的。医学生选择导师大致分两种情况：一是选择国内导师，二是选择国际导师。

选择国内导师是一次"学术投胎"，需要先选定自己喜欢的专业，然后再选择导师。这主要需从两个方向考虑，即科学素养和口碑。

科学素养较抽象，不好评价。个人觉得不听一场讲座，不跟一次门诊，不参加一次组会，本科生或硕士生很难判断导师的真实水平，因为能检索到的无非是关于导师的头衔、著作及报道等内容。因此，还是得参加导师的组会，通过听讨论、听思辨、听分析来评估导师的科学素养。科学素养不是一朝一夕就能形成的，它的提升是一个循序渐进的过程。我认为我的科学素养在不断提升，真正能通过读文献体会到别人文章背后的故事还是近两年的事情。

了解导师口碑非常重要，可以帮助医学生在选择导师的道路上少走很多弯路。口碑来源有专业领域的成就、毕业和在读学生的评价、科室成员的闲聊。口碑主要能用来考察导师是点燃助推型、苛刻压榨型，还是无规散养型。导师的类型对于医学生未来职业规划和发展极其重要。读书时也许更期待自由散养，但事实上未来有一天，你将会感谢导师曾经严苛的培养和训练及正确的教育和引领。

国外导师的选择，很多医学生更加随意，大部分是通过科里选派或者医院对口合作单位选择导师，通过这种方式遇到合适导师的概率非常低，选择过程需要慎之又慎。举例来说，我曾通过一封邮件、一场会议找到了2位对我人生产生重要影响的导师。我每次读文献有个习惯，就是从文献中提取5~10个问题，整理后发邮件给通信作者。当然大部分的邮件都会石沉大海，但是只要有1/10 000的回信概率，就可能改变你的一生。

我发给日本理化学研究所池川志郎（Shiro Ikegawa）教授的邮件很快就得到了回复。当时只是想问问探针的情况，没想到池川教授问了我很多关于课题的问题，一来二去，彼此就熟悉了。后来在中国老师蒋青教授的推动下，我于2006年来到日本理化学研究所。就这样，因为一封邮件，我与一位每年能在Nature大子刊发表2篇文章的教授进行了面对面的交流，并且很快开始了实质性的合作。不到15年，我们一起发表了23篇顶级学术文章，申请获得了5项国际合作项目，这其中还包括国家自然科学基金国际合作重点项目。因此，本人也很快成为把名字留在*Nature Genetics*、*Nature Medicine*杂志上的作者之一。

最让人感动的是，这样的合作已经进行到了第三代。池川教授对我的学生也是用心关爱，对每一篇文章都会花大量时间不厌其烦地修改，并像当年指导我一样，从一开始就帮助学生建立起对文章的敬畏感、责任感。后来，我们几个家庭也建立了很深的感情。由此可见，我是幸运的。

三、怎么选方向

专硕的主要诱惑力是比学硕多张证书，我曾参加专硕、专博的面试，不得不说，有些学生的能力真的令人失望。大部分学生在专硕阶段可以说只是拉了一些钩，缝了一些皮，拿了几张证。

医生是一个非常需要患者信任的职业，在医学教育中，信任同样重要。对于专硕生来说，如果你缺乏临床思维或科学素养，上级医生很难对你产生信任感，就不会放手让你独立去操作或做手术，最终三年可能一无所获。

反观学硕生，通过在临床中发现问题，可以形成一套不断思辨、寻找答案的方法学，最后不断否定、不断前行，培养出解决问题的能力。形成方法学以后，你可以灵活应用于解决临床问题、学习手术技巧、处理患者问题中。最终上级医生觉得你可靠且建立了信任感，从而会给予你独立操作或做手术的机会，最终能实现临床能力的真正提升。

对于选专硕还是学硕，大家需要慎重选择。三年一晃而过，空有几张证而没有能力的大有人在，比如在一次19人专博复试中，最后导师们认为仅有1个人具有可以进入博士阶段学习的能力，这就是最好的证明。

四、怎么选研究

很多医生说"看好病，开好刀"就行了，做科研是科研型医学博士（PhD）的事情。那我们到底要不要做研究？

我们在查房、门诊、患者围手术期及住院期间发现的各种患者数据、症状等都在动态变化。事实上，我们无法预知这种变化趋势及其产生的原因。因此，我们会有很多困惑：这位患者为什么术后渗出液那么多？为什么对这位患者用这个治疗方案，其不但不见好转还恶化了？做研究的目的是寻找答案，比如我们在临床观察到焦虑抑郁的患者，做全膝置换术（total knee arthroplasty，TKA）后，效果相对较差。于是我们开展临床研究，对患者焦虑抑郁评分进行评估，同时随访不同评分患者，以解决心中的困惑。

所以，只要你想寻找临床问题的答案，做研究是必须的。当然，你也会看见很多医生每周、每月、每年，甚至直到退休，都在重复同样一句话——"奇怪，这患者怎么会这样？"，但就是不做研究去解决心中的困惑，还常常以"医生看好病，开好刀"聊以自慰。

五、怎么选课题

临床问题的思考毋庸置疑是重要的。临床型医学博士（MD）和PhD最大的区别就是心中有没有"靶"。我每年都阅读了很多影响因子高的文章，但实际上很多都难有临床意义，原因在于离临床太远。有次我在一个场合问了两个问题："膝盖里面肿胀是好事还是坏事？""里面的积液是渗出液还是漏出液？"大家都卡住了。朋友陈晓说了一句很深刻的话："其实这些问题才是真正的科学问题。"很多光彩夺目的论文得到发表，而这些最基本、最原始的问题却无人问津。

六、怎么选医院

在一次手术时，我和刚毕业的博士讨论去哪个医院工作。因为某医院待遇不好，他选择了另外一家待遇相对好的医院。个人认为这种做法是比较短视的。刚开始选择医院时，待遇绝对不是排在首位的因素。工作医院的选择主要参考以下几点：平台人才梯队及团结度，是否有严格考核、带教的培训体系，年轻医生的成长效率，是否依托高校的实力及各亚专科手术量。

医生是善于做选择的，因为我们一直在选择。面对选择时，要沉着冷静、精细调研、勇于试错。

（史冬泉）

第三章　年轻医生如何让患者找到你

很多年轻医生问我，茫茫医海，没有自己的病源，患者群体找不到自己怎么办？最近有三件事令我深受触动：来自深圳、北京的两个患者特地跑到某省某市某县的一个私立医院就诊，找到了在自媒体平台非常火爆的一位年轻医生——一位专门做手足畸形矫正的年轻医生，从海量公域流量成功引流，为容纳全国各地涌来的患者，他所在的医院给了他一个病区，但病区很快就爆满了。我的一位好友，因一个捏腕部腱鞘囊肿的视频获得了10亿播放量，来自五湖四海的囊肿患者把一位关节外科医生的门诊挤成了囊肿门诊。有很多医生说自己的患者多，事实上多是假象。如何证明？换个医院，换个平台便知。年轻医生的病源，毫无疑问，就是一个字"缺"。事实上很多资历深厚的医生也缺病源，相比于缺少病源，他们更缺少勇气承认这个事实。

那么问题来了，如何增加病源？我觉得大家可以站在一名患者的角度尝试走两条路。第一条路是从医院的大门到走进医院，看看怎样才能找到你。第二条路是上网，看怎样找到你。走完这两条路就会发现，能让患者找到你最快捷的途径就是互联网。这两条路自己走过一遍，就可以帮助很多患者少走一遍。

进入医院，试试找几个穿白大褂的人问："医生，我膝盖不舒服，找谁看啊？"回答很可能是："去导医台问问""去挂骨科"。很显然，随机根本找不到你。于是你拿了一张门诊出诊表，放眼望去，偶尔闪现出的是个别专家的名字，能看到的都是主任医师、高级专家会诊医师，等找到你，黄花菜都凉了。于是你又去挂号处咨询关节疼痛看哪个医生。他们也非常专业，建议去骨科或者关节亚科，可以看看当天的专家门诊，然而专家门诊基本上都已挂满。总而言之，到年轻医生那里的患者都已经是无奈或者妥协的选择。很显然，对于年轻医生来讲，这不是一条让患者找到你的好途径，所以得另辟蹊径。当然，有机会向门诊部的同事介绍自己的专业领域是非常有必要的。

这里聊聊其他途径获取病源的方法。门诊数据很重要，仔细分析门诊数据后，才会更加清楚地知道自己努力的方向。我通过分析个人数据，确认病源主要来源于以下四处：①自媒体；②医院互联网（官网+公众号）；③他人介绍（病友、朋友）；④鼓医公众号。其实这几种途径都是在利用个人IP获取病源，那么如何更好地打造个人IP呢？

一、占领好网络

很显然一定要占领日活跃用户数量6亿的抖音、3亿的快手、相对封闭的视频号这样的自媒体阵地。以个人的数据分析来看，自从入驻抖音后，我的门诊患者增加了30%~40%，最多加号30余个，覆盖省份20余个。很多患者从全国各地飞来，其实看的是医生的专业度、耐心度、亲切感。以前无法直接体会这些，但自媒体平台给了医生展示的机会，所以经营好自媒体是年轻医生增加病源的一个好方法。

二、经营好官网

首先，重视官网介绍。因我官网介绍而来就诊的患者占我患者总数的33%左右，这一部分患者很信赖医院，故按照官网上的介绍进行选择。其次，要定期根据自己门诊患者的反馈对官网介绍进行调整。官网上的个人介绍应该让患者浏览一遍后就选择你。最后，根据自己垂直专科领域，以疾病品种为介绍主线，这样患者就能更便捷地找到你。

三、建立好口碑

医生平时的言行举止与口碑的建立和个人IP的打造息息相关。要珍惜和尊重每一次和患者的交流，建立良好的医患关系。每一位患者都是未来最好的宣传出口，管理好一位患者，可能会为你带来一个村的患者，而丢掉一个患者的信任，就可能失去一个村的患者。另外，医生也可以利用朋友圈建立好口碑。有不少医生经常会发一些自己手术后患者恢复得比较好的影像学或视频，这都是很好的推广和宣传途径。很多资历深厚的医生都在努力，年轻医生有什么理由不加油呢？

还有很多平台可以打造个人IP，如微博、好大夫、丁香园、个人微信公众号、医院微信公众号。肢体语言艺术、反馈交流互动、专业语言口语化（讲老百姓听得懂的专业术语）等，每一个细节都是个人医德与魅力的表现。

总之，努力尊重每一个"点击"。用心做，都会懂！

（史冬泉）

第四章 年轻医生成长的烦恼——如何获取资源

记得曾经有一家医院的领导邀请我去他们医院讲讲年轻医生的成长。因为他发现医院中很多年轻医生没有激情，整天浑浑噩噩，没有奋斗的方向和方法学，更谈不上对专业的激情和热爱。我每次去各家医院交流、演讲，会后与医生们私下交流，都发现年轻医生的成长的确充满烦恼。这正如我讲过的"年轻大夫的8个没有"（图4-1）。很多人甚至反映，他们看见了我的这张海报，很想一起交流，但苦于自由时间有限。当然，说归说，如果整天沉浸于成长的烦恼，那只会充满焦虑和抱怨，只会增加对行业的失落和无奈。所以，我想很有必要和大家一起探讨一些可以普遍使用的方法学。我也期待这些方法学能在年轻医生中得以复制，更期待大家来分享更好的方法学。

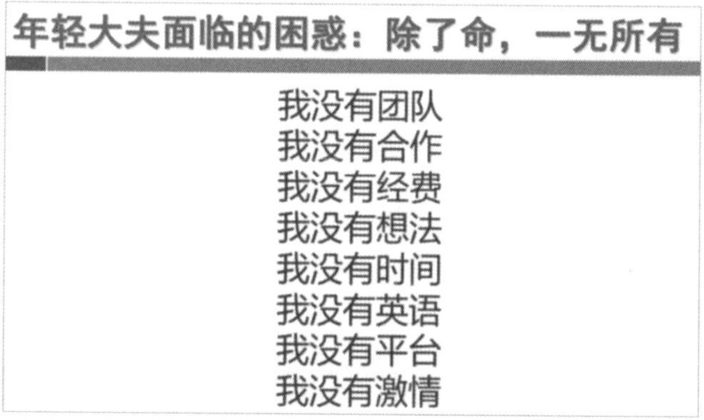

年轻大夫面临的困惑：除了命，一无所有

我没有团队
我没有合作
我没有经费
我没有想法
我没有时间
我没有英语
我没有平台
我没有激情

图4-1 "年轻大夫的8个没有"

非常重要的一点是，年轻医生一定要主动去"觅食"，而不是等待医院、科室或者老师来"填鸭"，否则只会得到伤心和失落，因为医院、科室、老师不会把有限的资源都花费在一个人身上。

"觅食"是一个技术活。在目前阶段，年轻医生的"食材"来源非常广泛。最大的资源毫无疑问就是PubMed，如果问医生的宝藏是什么？在我眼里，非它莫属，因为这是我们完全可以掌握自主权的资源。有很多人说，我每天都看PubMed，怎么没有这种体会？事实上，宝藏是需要挖掘的。举一个切身的例子——我和池川教授的12年。这个故事其实已经得到了复制，未来将邀请他给大家分享。

我本科阶段受到了南京大学易龙教授的影响，所以在硕士阶段想更深入了解一些遗传学相关的研究。2006年，我攻读硕士的最后一年，我寻找了研究领域内最合适且样本的采集速度比较快、效率比较高的疾病，其中骨关节炎（osteoarthritis，OA）是最合适的选择。于是，我在PubMed输入关键词"genetic study""osteoarthritis""polymorphism"，随后2000+相关文章映入眼帘。这感觉类似进入了一个菜市场，食材有新鲜的，有真材实料的，也有滥竽充数的。但文章的质量和影响因子成正相关，从CNS系列期刊[即《细胞》（Cell）、《自然》（Nature）和《科学》（Science）]入手是最踏实的。筛选出CNS系列期刊后，业内著名的教授会——出现，如Shiro Ikegawa（池川志郎）、Tim Spector（蒂姆·斯佩克特）……仔细阅读他们的文章后，心中会产生很多困惑，这时把困惑列好，逐个发邮件咨询是最好的方式。邮件内容可以从很多方面入手：①求助，比如引物序列、文中困惑；②评论，比如自身发现冲突；③邀请讲学等。当然这些必须认真准备，才会赢得对方尊重。不过，我当年给日本理化学研究所池川教授的第一封信（图4-2），写得很差，我能够收到回信，是极其幸运的。

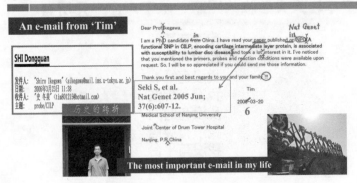

图4-2 写给池川教授的第一封信

发出去的几百封类似的邮件，很有可能石沉大海。在对方的垃圾邮箱里待着，或被直接删除，当然，大海捞针的可能还是有的。很多非常热心的通信作者很宽容，也很乐意帮助和支持年轻学者，因为大家都是这么过来的。所以，我一直觉得我是幸运的。池川教授收到邮件后，第一时间给了我回复，并问我还做哪些方面的研究。我特别兴奋可以和一位每年在*Nature Genetics*发表2篇左右文章的国际级骨科研究"超级大牛"直接对话，于是把自己感兴趣的点和盘托出。一来二往，趁热打铁，在导师蒋青教授的支持下，我立马把这位国际级"大牛"邀请到南京大学医学院附属鼓楼医院。在短短几个月里，我们团队就能和*Nature Genetics*、*Nature Medicine*的通信作者面对面交流，得感谢这个时代。当时，我们还邀请了哈尔滨医科大学的张学教授（现已成为院士）一起探讨骨科遗传学相关研究。团队向2位"顶级大咖"表达了一些粗浅的想法。这是一种快速提升团队认知度及进入顶级学术圈的方法，能很快让人知道，地球上某个角落里有一小群人和我做着类似的工作。那一次，我还带着池川教授去参观了南京大学医学院，和几位遗传学教授进行了交流。"狐假虎威"的感觉有时候也挺美滋滋。

经过一段时间的合作，第一篇文章的初稿很快就出来了，之后又经过了无数次修改。池川教授每次手改后，都会让秘书传真给南京大学医学院附属鼓楼医院外办，他认为这是最高效的，同时也可以让更多的人知道我们的合作是务实的。修改的过程令我非常的震撼和感动，每次修改都是"满篇飘红"，改到终稿的时候，对文章只剩下似曾相识的感觉了。

第一篇文章在*Journal of Human Genetics*发表后，我就向日本理化学研究所（RIKEN）申请了短期访问，在东京最贵的地段——白金台区域，见到了专门发表*Nature*系列文章的实验室。一个多月里，池川教授安排了学生给我辅导日语，每天跟着他的研究员们学习方法学。我当时看到一个实验室拥有几十台基因扩增仪（PCR仪）、十几台测序仪，顿时感觉只有用"土豪"两字形容才最贴切。经过短期访问，我们互相有了更深的了解，包括团队的合作欲望和格局、视野、研究兴趣、人员互访政策、如何获取政府支持等。很快，我的师弟戴进博士在南京大学毕业后去攻读了3年的博士后，一起申报了国际合作项目，增加了更多的合作点，共同发表了近30篇合作文章，也收获了2个机构横向合作的经费支持。同时，我们也推动池川教授和国内其他院所高校等开展合作，包括北京协和医院、北京积水潭医院等。

渐渐地，除了学术科研方面的合作，我们几个家庭也经常互相来往。池川教授从东京赶来参加我的婚礼，还在婚礼上用"蹩脚"的中文为我们送上祝福；池川教授夫妇农历新年到我的老家感受中国的春节氛围；我们夫妇的蜜月安排在了东京，池川教授还带我们去他朋友家的山顶滑雪、去京都玩……12年的时间里，每次道别都充满了不舍。每次见面，看到池川教授夫妇的喜悦和发觉他们银丝渐增的心酸，都在我心中交织。可见，有一种感情刻骨铭心，无关血缘。

一封邮件，造就了一段师生情，一次国际合作的典范。

最大的心愿是这类"故事"可以在年轻医生中复制，为自己、为团队、为医院带来资源。

（史冬泉）

第五章　年轻医生成长的烦恼——海外求学

"钱哪来""去哪里""跟谁学"是年轻医生想要出国学习时面临的最现实的三个问题。海外求学是年轻医生成长不可或缺的一部分。爱国教育、资源引入、提升视野、知识扩容、手术精进、结交朋友等，都可以在这一过程中实现。

2011年初，考博失利的我，思绪万千，做了个决定——"世界这么大，我要去看看"。紧接着，上文所述的三个问题摆在了我面前。解决这三个问题，海外求学基本就可行了。

一、钱哪来？——多方寻求解决途径

针对"钱哪来？"这个问题，其实解决的途径有很多。"有困难，找政府。"当年我就是从国家留学基金管理委员会、南京大学、江苏省卫生厅（现江苏省卫生健康委员会）、南京市卫生局（现南京市卫生健康委员会）、南京大学医学院附属鼓楼医院以及自己所在科室，一一进行选择和排除。针对海外留学资助的渠道很多，各个机构基本上都有政策，而且资助力度也不小，能满足求学者在异国他乡生活的基本需求。如果目的地也有这样的资助那就更棒了，还可以留点外汇。查找的过程中，正如吸引力法则，这些信息会扑面而来。当时经过排查，我最感兴趣的还是江苏省卫生厅的青年医师海外研修计划。通过咨询医院外办的齐老师，我对这项计划的"前世今生"有了清楚的了解，抱着试试看的心态做了申请，后来非常荣幸地拿到了名额（图5-1）。很多基层医院的年轻医生觉得自己能拿到名额的机会很小，其实不然。纵观资助历史，很多基层医院的医生都获得了资助。所以，当我接到江苏省卫生厅国际合作处分享留学经历的邀请时，毫无犹豫就接受了。正是那次资助，让我的成长生涯有了里程碑式的改变。

钥匙：江苏省海外青年医师研修计划

江苏省卫生厅关于公布2011年度青年医师海外研修项目录取人员名单的通知

江苏省卫生厅关于公布2011年度青年医师海外研修项目录取人员名单的通知
（苏卫国合〔2011〕143号）

各有关单位：

根据《江苏省卫生国际交流支撑计划实施办法》相关规定，结合2011年申报情况，经我厅核定，2011年度江苏省卫生国际交流支撑计划青年医师海外研修项目（以下简称青年医师海外研修项目）录取人选（见附件一）已确定，现予以公布，并就有关事项通知如下：

一、关于外语要求

本次录取为有条件录取。所有青年医师海外研修项目录取人员均需在2012年9月30日前取得PETS5考试笔试55分，口语2分以上（列为外语条件合格人员除外），所获得的《江苏省卫生国际交流支撑计划资助证明》方可生效，正式成为受资助人员。

二、关于资助金额及拨付方式

青年医师海外研修项目资助费用用于国外生活费补贴和提供一次性往返国际机票。2011年受资助人员国外生活费补贴标准分为：12个月，12.6万元；6个月，6.3万元；3个月3.6万元。在录取人员获得有效签证后，至我厅领取国外生活

24	苏州大学附属儿童医院	张　婷	女	31	中级	研究生	小儿外科学	美国	6个月	需补PETS 5成绩
25	南京第一医院	付丽媛	女	36	副高	博士	内分泌学	加拿大	3个月	需补PETS 5成绩
26	南京脑科医院	吴　婷	女	36	中级	研究生	神经病学	美国	6个月	需补PETS 5成绩
27	南京市鼓楼医院	施鸿飞	男	31	中级	博士	骨科学	美国	6个月	需补PETS 5成绩
28	南京市鼓楼医院	史冬泉	男	31	中级	研究生	骨科学	美国	6个月	需补PETS 5成绩
29	南京市中医院	李　敏	男	30	中级	研究生	肿瘤学	美国	6个月	需补PETS 5成绩
30	无锡市第二人民医院	缪亦锋	男	35	副高	博士	神经外科学	澳大利亚	6个月	需补PETS 5成绩
31	常州市第二人民医院	朱傲霜	女	36	中级	博士后	心血管病学	日本	6个月	需补PETS 5成绩
32	常州市妇幼保健院	袁小松	男	34	中级	研究生	检验学	美国	6个月	需补PETS 5成绩
33	苏州市立医院	孟庆霞	女	36	中级	研究生	妇产科学	美国	6个月	需补PETS 5成绩

图5–1　江苏省海外青年医师研修计划录取通知

二、去哪里？跟谁学？——考虑专业领域顶尖的医院或老师

拿到资助后，下一个问题就是“去哪里？”欧洲还是美国，抑或日本？我们不能随意找个地方度过半年，也不能虚度光阴。有的医生本来是A专业的，跑到B专业的老师那里做了1年访问学者；也有A专业在美国，随便找一家医院待1年就结束的医生。这些都是为了做访问学者头衔而出国的，失去了其原本的巨大意义。我“找地方”的方法就是，找专业领域顶尖的医院或专业领域顶尖的老师，或者是经过调研后，觉得至少短期内即将成为专业领域顶尖的医院或老师。我初步锁定在运动医学科和关节外科。所以我首先决定选择美国的医院，而找老师，一定要找领域内的“超级大咖”。

选老师一定要自己去探索考察，这种时候不能单靠邮件，也不能单靠传言。那么去哪里找那么多老师，自己去“面试”他们呢？毫无疑问，每年大量的国际会议都是绝佳的场合，尤其是中华医学会骨科学分会年会。我们可以提前查好参会的相关专业国际专家的背景资料，包括手术量、PubMed发文量（临床和基础研究情况）、科室介绍、以往国际专科培训医生（fellow，比国内的主治医生资历稍高）培养情况、是否也有类似基金资助等。这样去寻找才会有的放矢，也会给对方留下一个好的印象。初步确定一些人选后，在他们来参会之前发E-mail联系，询问他们何时何地可以接受相关问题的咨询。接着，我们需带上自己的简历，做好简历被扔垃圾桶的心理准备，带着一颗忐忑的心，去见约好的“大咖们”。出国参加国际会议也是个寻找老师的好机会，尤其是参加美国骨科医师年会（American Academy of Orthopaedic Surgeons，AAOS）。

　　我见了不少国际"大咖"后，依然觉得没有自己喜欢的类型。一次偶然的机会，上海举办了一场运动医学相关的国际会议。我看日程，知道匹兹堡大学医学中心（UPMC）Freddie Fu教授会来做主旨发言。一般开幕式结束，第一排基本上要走一半大咖，我就"嗖"地一下，跑到第一排边上坐下，不仅可以等他演讲结束后更好地交流，也可以在最近的距离聆听讲座。在教授演讲的时候，我们可以仔细琢磨他的演讲风格、准备的幻灯片，当然还可以时不时地进行眼神交流，确认他是不是自己喜欢的人格类型。如果第一印象非常好，你还可以继续追问一些问题，告诉教授有意向去他那里做fellow，询问其有没有培养计划或有没有让他自豪的中国fellow。你在交流过程中能对未来在那里学习的氛围、语言环境、人文等有个粗浅的把握。也许因为Dr. Fu是美籍华人，所以我在交流过程中有一种天然的亲切感，同时也深深地感受到他的热情和对工作及生活的激情。和前面很多次交流对比后，我就作了去UPMC的决定。

三、其他

　　钱的问题解决了，地方和老师也确定了，那么去了那边到底怎么安排呢？其实，去之前的目的很明确，就是加强临床医师技能和素养的培训、医生培训教育、患者管理等。所以我在去之前就做好了科室专科及其医生的调研。我到了匹兹堡第一件事，就是向教授表达希望能一半时间学运动医学，一半时间学关节外科学。我请导师蒋青教授向他提了这点，自己也酝酿着写了一封表达意愿的E-mail，包含培训计划、科里专业配置状况、自身临床阶段等。因为UPMC的骨科研究所特别强大，Rocky Tuan、James Wang等顶级骨科基础研究学者都在这里，一年的专科进修医生的阶段（fellowship）基本都是在实验室做课题。南京大学医学院附属鼓楼医院运动医学与成人重建外科在杰出青年蒋青教授的带领下，关节相关的科研已经日趋成熟，所以我这次前往主要是学习临床。经过详细准备和提出诉求后，Dr. Fu帮我和关节外科的主任Lawrence Crossett教授进行了沟通。这一过程非常顺利，从此以后我周二、周三、周五学习运动医学，周一、周四学习关节外科学。

　　就像我在江苏省卫生厅分享会上说的，如果要用三个字概括UPMC的留学经历对于我个人成长生涯的影响，那就是"里程碑"。这主要体现在以下几个方面。

　　第一，提升了爱国情怀。

　　第二，开拓了国际视野（图5-2）。

　　第三，加强了临床能力。

　　第四，提升了对医学教育的认识。

　　第五，明白了患者优先。

提升国际视野

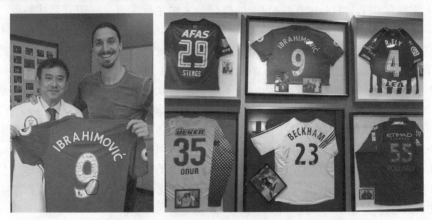

图5-2　世界顶级运动员在UPMC留下的就医身影

第六，点燃了生活激情。

当然还有些忠告和感受与大家分享。

首先，尽量多参与国际fellow们的活动，尤其是用英语沟通的。如果半年很少开口说英语，那这段时间基本就是荒废的，听说读写能力都不会得到提升。

其次，善于提问并善于记录。无论是在手术中，还是在病房，抑或是看英语书时，都要把所有问题记录下来，第二天找老师们咨询，直到弄懂，同时还要重复确认。每天解决5~10个问题，半年的知识积累将是巨大的。

再次，认真学习总结2~3本英语专业书籍。

最后，多交朋友，总有一天会得到帮助。比如，回南京3~4年，我创办第一本英文期刊的时候，结交的广大朋友都一起支持这本期刊。

一次会议，一见钟情，半年学习，终身受益！

（史冬泉）

第六章 习惯了复杂，我们来聊聊简单——青年基金点评有感

有很多医院经常邀请我去讲讲基金标书的撰写，每次我都表示自己还没准备好。因为我觉得这个内容很难讲明白，很难讲生动，很难让人真正有收获。我们四处都能看到如何撰写基金标书的条条框框。我自己也听过很多专家的基金申报辅导讲座，五花八门。总而言之，不常听到有意思且有干货的内容。我参加完"面青"项目（面上项目、青年科学基金项目）的点评后，想和同仁分享一些想法，同时也是和同仁一起探讨写标书时遇到的一些困惑和解决方法。

一、标书写得越复杂越好，还是越简单越好

结合个人体会，我的答案是越简单越好，尤其是"面青"项目。何为简单？就是线条、思路、逻辑简单明了，只要定下心来看你标书的人能在最短的时间内捋顺。对于临床医生（医学部的目的就是从临床问题出发，探寻机制，更深入地理解疾病，最终指导临床）而言，最简单的标书思路就是：在每天的门诊、查房、MDT、手术等日常工作中，发现"这个问题有点奇怪"。于是到处看看、问问这个奇怪的问题，同时把这个问题分解为一、二、三、四等几个小困惑。接着在PubMed、知网、万方等数据库搜索，解决了二和四这2个小困惑，对于一和三这2个小困惑，可能看了前面发表的文章还是不甚明了，所以希望能在国家经费的资助下，在这次申请的课题中把困惑一、三研究明白，同时最好能用于临床。

二、摘要字数有限制，怎么写好

写摘要忌讳的是该写的不写，不该写的赘述。在此，我举一个身边人的例子，他写的摘要如图6-1所示。

骨关节炎（Osteoarthritis, OA）是最常见的退行性疾病之一，它渐进式侵害关节软骨、骨和滑膜组织，导致关节疼痛、畸形和功能障碍，从而影响患者的活动能力。OA 发生尚没有明确机制， 作为一种与年龄相关的退行性疾病，近年来越来越多研究发现炎症和氧化应激与 OA 的发生和发展过程中紧密相关，氧化损伤的积累成为加剧 OA 进程的重要因素。铁皮石斛多糖（Dendrobium officinale polysaccharides，DOPS）是从传统中药铁皮石斛中提取的生物活性物质，研究发现其具有抗氧化，抑制促炎因子产生，减轻炎症反应的作用。Nrf2 是一种氧化还原调节转录因子，研究发现 DOPS 通过调节 Nrf2 信号通路能够起到肝保护作用，最近也被证明在保持软骨完整性中起重要作用。本研究推测 DOPS 通过 Nrf2 信号通路，抑制氧化应激和细胞凋亡，保护软骨。DOPS 可以作为退行性疾病 OA 的有效治疗药物，起到保护软骨，缓解炎症的作用。

图6-1　不合适的摘要示例

在这336个字中，作者几乎没写清楚想要研究的课题。部分要求严格的评审专家，大概率看到这里就结束阅读了。在这么短的篇幅里，要更多地展现自己想要做的内容，“干货”才是王道。对此，笔者做了简单的修改，如图6-2所示。当然，其还有待进一步精修扩增。对比可见，图6-2中171个字比336个字表达的内容更饱满、逻辑性更强。

【摘要】

骨关节炎（Osteoarthritis, OA）是常见的退行性疾病。研究发现炎症和氧化应激在 OA 的发生和发展过程中紧密相关。铁皮石斛多糖（Dendrobium officinale polysaccharides，DOPS）研究发现其具有抗氧化，抑制促炎因子产生，减轻炎症反应的作用。本研究拟通过是否长期引用 DOPS 人群对比、体外细胞系及 OA 动物模型，推测 DOPS 通过 Nrf2 信号通路，抑制氧化应激和细胞凋亡，来保护关节软骨。从而作为 OA 潜在的有效治疗药物，预防及缓解 OA。

参照以下提纲撰写，要求内容翔实、清晰，层次分明，标题突出。请勿删除或改动下述提纲标题及括号中的文字。

（一）立项依据与研究内容（4000-8000 字）：

1. 项目的立项依据（研究意义、国内外研究现状及发展动态分析，需结合科学研究发展趋势来论述科学意义；或结合国民经济和社会发展中迫切需要解决的关键科技问题来论述其应用前景。附主要参考文献目录）；

骨关节炎（Osteoarthritis, OA）是老年人群最常见的退行性疾病之一，它渐

史 冬泉
删除的内容：之一，它渐进式侵害关节软骨、骨和滑膜组织，导致关节疼痛、畸形和功能障碍，从而影响患者的活动能力。OA 发生尚没有明确机制， 作为一种与年龄相关的退行性疾病，近年来

史 冬泉
删除的内容：越来越多

史 冬泉
删除的内容：与

史 冬泉
删除的内容：，氧化损伤的积累成为加剧 OA 进程的重要因素

史 冬泉
删除的内容：是从传统中药铁皮石斛中提取的生物活性物质，

史 冬泉
删除的内容：Nrf2 是一种氧化还原调节转录因子，研究发现 DOPS 通过调节 Nrf2 信号通路能够起到肝保护作用，最近也被证明在保持软骨完整性中起重要作用。

史 冬泉
删除的内容：推测

史 冬泉
删除的内容：DOPS 可以

史 冬泉
删除的内容：退行性疾病

史 冬泉
删除的内容：起到保护软骨，

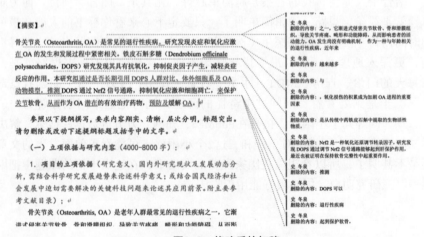

图6-2　修改后的初稿

根据内容，对这类课题，应逻辑清晰，内容简洁。我觉得简单的模式就是：（1）研究A病很重要；（2）A病机制集中在a、b；（3）B物质有a、b作用；（4）在动物、人类、细胞中寻找相关机制；（5）摘要最好提到"在我们前期……的工作基础上……"。

三、第一部分到底怎么写

我看过很多文章的第一部分，很多看完第一部分就不想看后面的内容了。有的作者绕来绕去，写得太复杂，甚至将一个疾病的重要性洋洋洒洒写了三段以上。如果评审专家读了很多文字，发现作者还在介绍这个病有多重要，一般会拒绝申报。其实评审专家基本都是"小同行"，所以完全可以省略很多跟项目无关的话。

写第一部分时，其实不需要使用华丽的辞藻，关键是要有清晰的逻辑。"民生健康、重大经济社会负担"等很空泛的内容越多，越容易让人反感。一份青年基金，一般是解决一个困惑，上升不到那么高的层面。

评审专家最喜欢的还是简单明了，而不是硬凑满上限字数。我建议采用简简单单三段式，即困惑提出与分解，困惑调研与质疑，困惑凝练与解决。

（一）困惑提出与分解

曾经有个患者对我说："史主任，我们老家有喜欢喝铁皮石斛的，他们说喝了以后关节都不怎么疼了。"不得不说，我听后的第一反应是"这神神叨叨的，又是以讹传讹"。但后来，我又时不时听到这个说法。于是我就开始关注铁皮石斛，随之产生了几个困惑。（1）到底有没有人也观察到铁皮石斛的功效，在别的领域内有没有类似的报道？（2）铁皮石斛包含哪些成分？哪个成分对关节有直接作用？（3）从经典的关节老化、退变机理的理论来讲，这个成分最有可能和哪些致病因素（炎症、氧化、机械应力、衰老等）接近？（4）到底怎么食用铁皮石斛才对关节有保护作用？

（二）困惑调研与质疑

通过对PubMed、万方和知网等数据库的调研和排查，我发现已经有人深入分析过了。原来铁皮石斛是一种有很高药用价值的传统中药材，铁皮石斛多糖（dendrobium officinale polysaccharides，DOPS）是其最主要的药用成分，主要由葡萄糖、半乳糖、甘露糖、木糖、阿拉伯糖、鼠李糖、葡萄糖醛酸、半乳糖醛酸等单糖按一定比例组成。《中国药典》中记载，铁皮石斛多糖具有免疫调节、抗肿瘤、抗病毒等多种功效。以前研究显示，DOPS还具有抗氧化、抑制促炎因子产生、减轻炎症反应的作用，在心、肝、肠领域有不少报道。越来越多研究发现炎症和氧化应激与骨关节炎（OA）的发生和发展过程紧密相关。与正常人相比，骨关节炎患者关节组织中有多种炎症介质。从逻辑上来讲，我找到了可能紧密联系的点。

（三）困惑凝练与解决

一个青年基金，最简单的题目就是"铁皮石斛多糖延缓骨关节炎的机制研究"，这样的标题能让评审专家很容易抓住重点的内容。这个课题就回答一个问题，即铁皮石斛的多糖成分具有抗氧化、抑制炎症的作用，正好和骨关节炎发病机制之一契合。从抗氧化和抑制炎症两个研究内容着手，来解决心中的困惑，看看到底是患者"神神叨叨"，还是咱们忘了中医这个瑰宝。

再举个青年基金的题目涵盖内容过大的例子，"膝骨性关节炎肌肉和软骨下骨结构与代谢的变化"，一看就是一个或几个重点项目以上的题目，20多万无法解决。甚至还有50字以上的题目。

第一部分非常重要，因为部分评审专家可能就止读于此，毫无心情继续往下看。所以"剧情"一定要非常精彩，让"小同行"们迫切想知道这个课题设计的新颖性，并引起他们翻阅你前期工作的冲动。第一部分里还可以安排一些"彩蛋"，比如参考文献里面放几篇自己发表的文献，并适当引用。一些认真评审的专家有时候会给予一定的加分。

四、枯燥的第二、三部分容易犯的错误是哪些

第二、三部分很容易写成方法学的叠加。对于如图6-3所示的示例中，只要仔细一看就知道其只是各种检查或者方法学的堆积，缺少每一个研究内容之间的层次感和逻辑性。我建议研究内容之间最好有互补性，并承上启下。

研究内容

1. 探讨骨密度在膝关节骨性关节炎患者中的应用及相关性；

2. 采用QCT对不同程度的膝关节骨性关节炎患者的软骨下骨进行检查；

3. 分析腰椎及髋部骨密度与QCT测得的膝关节骨密度之间的相关性；

4. 测量患者的骨代谢指标、免疫系统炎性指标，综合分析不同分期的膝关节骨性关节炎患者的骨代谢变化；

5. 测定受试者平衡能力，分析平衡能力与不同分期骨性关节炎之间的相关性；

图6-3　研究内容示例

五、预期研究结果

"度"的把握很重要。有的作者的青年基金中写的目标是发表3~5篇SCI论文，甚至更多。早期我自己写的时候会略带偏见地认为，多写点中标率更高，后来发现，量和中标率没有半点关系，1~2篇是个比较可取的区间。当然，有时候在大平台上，发更多SCI论文也不是没有可能。

这里就不一一赘述其他一些共性的问题了，比如字体、作者顺序、错别字、图表的美观度等，这些都是对医生工作严谨性的最基本要求。

简单遇上复杂，云遮雾罩。复杂是琐碎，简单是格局。复杂是自己身处迷宫，毫无头绪；简单是自己俯视迷宫，豁然开朗。

只想任务式地完成申报要求的读者，不在此文欢迎的读者之列。

（史冬泉）

第七章 文章是什么？它从哪里来？要到哪里去？

"我是谁？我从哪里来？我要到哪里去？"其作为一个哲学命题，最早是由公元前古希腊伟大的思想家、哲学家柏拉图提出的。对于文章来说，"文章是什么？它从哪里来？要到哪里去？"也是个哲学问题，需要医学专业工作者们时常思考。

文章，是一项巨大工程，是最终希望被传承、传播的文字表现形式。那么，文章到底从哪里来？一些医生尤其是基层医生常常抱怨，"巧妇难为无米之炊。"他们私下说道："没有数据，实在很难有可写的文章。"所以，每次去基层医院，我都希望能给他们一些启示，能够启发他们对于文章的思考、他们如何利用有限的资源写出高质量的文章。

文章的形成时间根据质量有长有短。我最初也做过一些赶时尚的粗浅遗传学工作，有时候几天就能获得一篇文章需要的结果。但是2016年发表在*ACS Nano*上的文章前后历时近5年（这个故事以后再分享）。本文主要想聊聊文章的想法和"米"（写文章所需各种数据）从哪儿来？

一、选题（idea）从何而来

很多人说好的idea实在太难得了，然而，我耳边经常听到很好的idea。我轮转三年，每次查房，都能听到老师很多的困惑，如"这个人肠系膜动脉栓塞后坏死节段怎么这么奇怪？""这个人饮食习惯这么好，又这么年轻，怎么还是得胃癌了？""三联顶级抗生素用下去了，怎么肺部炎症没有任何改善？"诸如此类的疑问在不断重复，却鲜有人去细心观察、认真挖掘，为解决这些疑问付诸行动。殊不知，这些都是写文章极佳的idea来源。在我看来，文章idea的来源主要有以下几个方面。

临床困惑：比如股骨颈骨折，如何更精准地确定三根空心钉的位置，有助于股骨头坏死率的降低？因为在一个圆柱体里打进三根钉子实在太简单了，但问题在于如何从血供、生物力学角度，实现这三根钉子的最佳分布？如何打100次，100次都在想要的位置？

文献思考：针对困惑去寻找文献。发现有人这么说，有人那么说时，到底谁是对的？你自己有没有独特的想法？

理解节点：当原始知识积累到一定程度，一定会有很多想法，且这些想法没有人提出过。

胡思乱想：为什么脑袋不能移植？为什么不能用"万金油"干细胞长出一个手指头？

别人布置：某某，你去做个"怎么消灭关节置换术后血栓"的课题。

二、"米"从何而来

以我们的患者为例，从初诊到入院、出院，再到远期随访，基本上身上所能产生的数据都被我们采集了。在充分沟通、伦理备案的前提下，患者们都非常愿意将自己的废弃标本等留下来给人类作贡献。然而，由于忙碌大家常常将这些珍贵的"米"给无情、任性地浪费掉了，反过来还要让"没米"来"背锅"。以我们专业为例，患者的数据主要包括以下几个方面。

（1）初诊：基本数据（身高、体重、年龄、性别等）、生活质量评分、各种国际国内功能评分、以前的诊疗资料、疼痛评分、影像学资料、步态分析、大体外观（上下肢长短、骨盆倾斜）等。

（2）入院：体液资源（血液、唾液、尿液、关节液等）、影像学各种测量数据、术前各种状态评分（膝关节、髋关节、生活质量等）。

（3）术中：麻醉指标、废弃标本搜集（血液、组织、关节液）、手术方式、手术时间、出血量、镇痛模式、凝血模式、输血量等。我们搜集的翻修假体专用系统见图7-1~图7-3，通过这个系统可以很好地研究假体失败的原因。

（4）术后：废弃标本、各种血液学指标、影像学测量数据、引流液等。我们组记录的患者术后每天主动、被动弯曲角度，结合镇痛或者局部阻滞方案，积累3~5年一定会有更科学的结果展示。然而，很多人都不会愿意去干这些简单烦琐的事情，从而丢失了一直想要的"米"。

（5）随访：不同时间段（3个月、6个月、12个月、1年以上等）的影像学资料、各种评分。

一个成熟而有生命力的科室，应该有很多的"粮仓"，即各种资料库和组织库等。这样积累3~5年下来，一定会有质变。再回头看，随便拿几个指标回顾性分析一下，就是一篇高质量的文章，而且可以与同行分享和交流。

所以，不是"天下无米"，而是"无情浪费"。

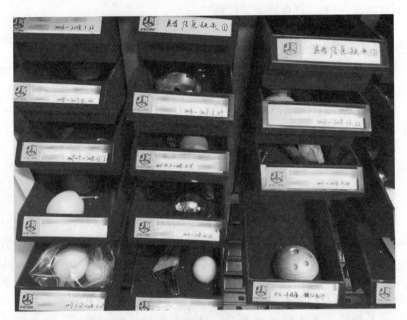

图7-1　翻修假体标本库（1）

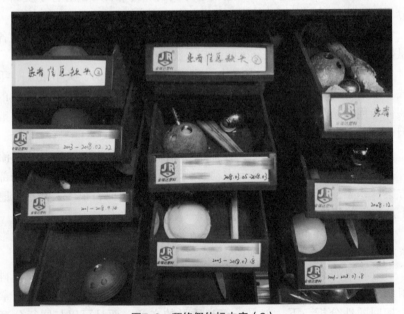

图7-2　翻修假体标本库（2）

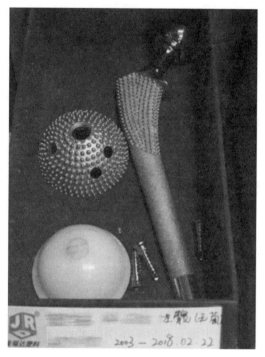

图7-3　翻修假体标本库（3）

三、文章到哪里去

职称、奖金、奖励、毕业等，这些都是文章带来的，让大家切身感受到的短期利益。当然，这些我也很喜欢，但我想，文章更重要的意义是能让更多的人看到整个研究项目的发生、发展和结果，让大家去质疑、完善、复制，最终实现临床应用（请原谅我作为一个临床工作者，挖空心思地把研究成果用于临床）。这才是文章最好的归宿，这样才能使文章千秋万代地传播。

当然，你不是一个人在战斗。如果每个人都以自己写文章自己获益为第一动机，永远也不会获得好的伙伴。要选择诚实、有激情的伙伴，一起干这件事，自己写文章是成功，帮助别人完成好文章也是成功。如果自己能力有限，就先去帮助有能力的人，总之先参与进去。

没有全程参与一篇文章产生过程的人，一定不会对文章有尊重、敬畏感。

请大家尊重、敬畏文章。

（史冬泉）

第八章　我们应该如何读文献

　　很多人一听到"文献"两个字，哈欠就开始"上路"了。同时，枯燥、无味、头大，各种厌烦的形容词不约而同地涌入脑海。密密麻麻的文献上都是很熟悉的26个字母，但凑在一起就成了"天书"。事实上，各细分专业领域的词汇量非常有限，大家都误解了文献，文献其实是一个宝藏，它是前沿知识的集中地、顶级学术圈的平台、思辨启发的发源地、学术资源的制高地。

　　那么，如何去挖掘宝藏呢？下面给读者分享一些个人方法。

一、全面检索关键词

　　就关节领域而言，如果要查阅"骨关节炎"相关的文章，备选的关键词就不止"骨关节炎"了。"膝关节""关节肿胀""关节软骨""软骨""软骨细胞""滑膜""滑膜炎""软骨下骨"都是可供选择的关键词。另外，更换主题词也会增加文章检索的精准性。

　　全面检索关键词会减少有价值文章被遗漏的可能，且多种关键词相互组合还能增加某一角度文章检索的全面性。

二、设置文献定时更新

　　如果不能及时掌握最新动态，就很难抓住科研热点，很难有创新。如果蒙着头深入研究，有一天却发现相关的文章已发表了，既浪费了时间，又浪费了精力。

　　把自己需要的关键词列入PubMed邮件或领域内顶级杂志提醒系统，就会定时收到最新进展，保证和领域内最新文献同步共振。

三、加强与通讯作者沟通

仔细阅读每一篇文献，认真研究其逻辑性、科学性与故事性，不停地发问，记录下每一个问题。对于不能从文中找到答案的问题，要勇敢地向通讯作者请教。通讯作者的心态和我们是一样的，都希望自己的文章被阅读、被引用、被重视，所以每次收到这样的邮件都会认真对待。当然也有可能发出几十封邮件只能收到1封回复，但这一封邮件已是宝藏，架起了学术交流的桥梁。就我个人而言，2005年联系Shiro Ikegawa老师，是想要一个探针的序列，没想到对方非常热情地提供帮助，还形成了长期合作。这样的一封邮件为团队带来了CNS顶刊的团队，5个合作基金（包括合作重点项目），23篇发表在顶级杂志上的合作文章（包括*Nature Genetics*，*Nature Medicine*杂志），促成两个学术家庭的互访，达成两个团队的长期合作。最让人感动的是，这样的合作已经形成了传统，跨越了两代学术血缘。

四、学习顶级文章写作风格

很多人抱怨，我们的母语不是英语，写出的文章自然没那么地道，这是无法改变的。其实不然，阅读文献的过程应是欣赏顶级艺术品的过程，要用心地与作者交流，要及时记录看到的精美且地道的单词和句子，以及清新脱俗的表达方式。积累得多了，写出的文章就会更加接近"本土"措辞，也会更加精美，不再深感巧妇难为无米之炊。

（史冬泉）

31

第二部分
与学生说

第九章　在南京大学医学院2021级白大衣授予暨宣誓仪式上的演讲

尊敬的各位老师，亲爱的学弟、学妹们：

大家下午好！我非常荣幸作为校友代表参加南京大学医学院2021级白大衣授予暨宣誓仪式（图9-1）。

今年是我成为南大人的第22年，一直以来，有两句话深深地刻在我的DNA里："今日我以南大为荣，明日南大以我为荣"，以及韩书记和綦老师1999年对我们讲的"医学精英培养体系"。

20年前，我从你们现在的起点出发，在医学院老师的培养和关爱下成长。在老师们的关心关爱下，我从一名医学院新生，逐渐在骨科专业领域

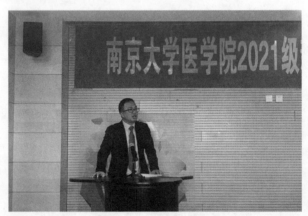

图9-1　我在南京大学医学院2021级白大衣授予仪式发表演讲（演讲时间：2021年11月27日）

内被大家认可，将朝着医学科学家的伟大目标继续前行。能够代表母校，代表鼓楼医院，我感到无比自豪。

今天，面对这么多青春的面孔，我想和大家分享一下我自己的感想。

一、对专业充满激情和热爱

学医、行医是一条很漫长也相对比较辛苦的道路。大家现在是基础学习阶段，后续还有临床培训、选择专业及行医的临床生涯。

每个人肯定都会遇到挫折，肯定会受到打击，甚至可能会有想放弃的瞬间。

一定要do what you love（做你所爱）。自己对专业充满热爱，才有足够的动力在枯燥的学习中感受到乐趣，做一个快乐、不抱怨的人；自己有无比坚定的信念，才会有足够多的勇气去面对这条路上的荆棘，迎来最后的阳光。

看着女生宿舍楼下那么多望眼欲穿的男生就知道，爱的力量有多么伟大。即使女朋友连续一个月让他们凌晨三点在楼下等，他们可能都不觉得累，且充满幸福和期待。

一旦不喜欢，那就只有抱怨，那就只能度过抱怨的一生，还会牵连家人。所以，不喜欢就尽早离开。我非常佩服我的一名学生。他有一天对我说，这样的生活不是他想要的，他想去从商炒股。我非常支持他，还给他办了一场辍学礼。有勇气做选择，才能找到自己真正喜欢的事业。

二、要有梦想

一个被写入教科书的概念；一本同行喜欢的杂志；一项全世界推广的技术；一个疾病的分型；一个可以转化的专利……

这是2006年毕业的时候我给自己描绘的梦想，当时觉得遥不可及，甚至觉得有点"扯"。

但经过15年的努力，发现我已在一步一步接近（图9-2）。

正是这样的梦想，激励着我在领域内不断探索、不断攀登。

三、多读书、多交流

上学期间我最大的遗憾就是书读少了。

大家要珍惜南京大学的资源和目前的学习时间，锻炼自己的沟通能力。

南京大学具备很多医科大学所缺乏的优势，包括南京大学医学院外其他学科的氛围，包括很多人文资源。大家可能习以为常的条件，或许后续都是你们所拥有的优势。

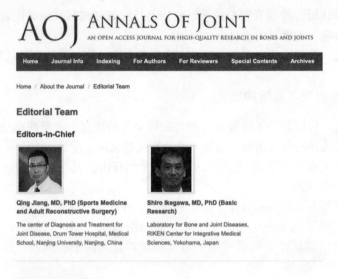

图9-2　我成为*ANNALS OF JOINT*杂志执行主编

现在回想，当年学校让医学院和化学化工学院、生命科学学院的学生宿舍拼在一起，真是用心良苦。

比如，医学很多研究方向都是交叉学科，与南京大学的化学化工学院、物理系、数学系、计算机系等校友沟通合作，就有可能成就大家事业的光辉起点。

大家一定要在大学阶段勤于和他人沟通，包括与自己导师沟通，与相同专业领域的医生沟通，与外国学者沟通……

很多次我在与南京大学本科生交流的时候都讲过，我与国外导师的联系，就是看过他的系列文章后，从发送的第一封邮件开始的。

不要畏惧，大胆走出第一步，不断训练自己的各种沟通能力，才能在今后的学习和科研工作中豁然开朗，事半功倍。

四、从医以来的感悟

作为医生，既然今天是白大衣授予仪式，现在讲不算早。

作为一名医生，patients first（患者优先）是永恒的原则。

一定要从骨子里爱你的患者，有患者，才有医生，医生所有的成长、进步、荣誉都源自患者。

我现在每次门诊患者超过150位，每次看见从全国各地拖着拉杆箱来的患者，实在不忍心不加号让他们在钢琴厅或者酒店等待。我宁愿团队多派人手，多开诊室，早开晚停，都尽量让患者当天能够往返。

所以在任何时候，做任何决定时，可以先问问自己，是否做到了patients first。只要目的纯粹，出发点简单，相信作出的都是正确的选择。

对于我个人来说，在自己的成果和荣誉中，最自豪的是成了南京大学的教授、博士生导师。我从我的学生身上，能感受到新一代医学生的独立、自信以及多样化，这和医学院在培养学生方面所花的心血是分不开的。大家在一起共同成长、进步也让我个人倍感幸福和充满动力（图9-3）。

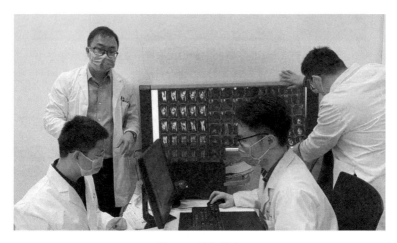

图9-3　我和学生

大家应当记得当时报考医学院的灼灼之心，以及曾在心里默默许下的救死扶伤的崇高追求。健康所系，性命相托，这是医学工作者的光荣使命，要求大家永记初心，不断提高。

一袭白衣，承载了历史的厚重与未来的希望。今天同学们将它穿起，就同时担起了守护生命健康的使命与责任！

最后，希望各位学弟学妹们能对知识保持好奇，坚持做正确的事情，保持人格独立，坚定、坚毅做自己，能够脚踏实地完成学业及课题，享受医学带来的快乐，成就自己的梦想（图9-4）。

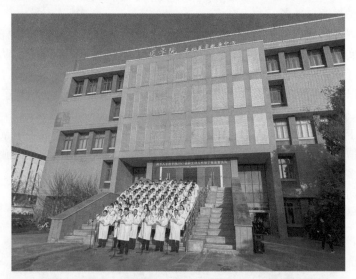

图9-4　南京大学医学院2021级白大衣授予暨宣誓仪式合影

（史冬泉）

第十章 博士生选老师，老师选博士生，一种学术血缘关系

近年来，耳边时不时会听到"现在的学生不够刻苦""现在的学生综合素质不够"等话，而我个人体会是，团队里学生的综合素质已然是我们同时代人的数倍。个人以为，如何挑选博士生就是如何成为一名伯乐。本文将结合自己的所见、所闻、所思，跟大家一起探讨这个问题。

每年，到了固定的时间点，难免有很多学生、家长四处托关系，想抢到在他们眼里最优质的平台和博士生导师。而这些学生、学生家长优选导师的八字原则多半是"更多权力，更高头衔"，目的是找一个更好的平台，以便未来能有更多的选择。更现实点说，最好未来能加入导师的团队，找工作的时候不用再费心。这是可以理解的，这种想法符合"趋利避害"的本质，是绝大部分学生及其家长选择导师的基准。说到这里，我其实挺想做一个回顾性分析，调研下10年或者15年后，大家对于不同类型导师选择后的随访。就我个人而言，如果经过15年后随访，那么结果会显示当时我的导师选择是正确且有前瞻性的。

我一直觉得作为导师，选择自己的博士生与选择自己的孩子相比，我们有更大的自主权。千万别把选择自己的博士生当成一种资源去和其他资源交换。事实上，交换到好博士生的概率很低，要不然这学生也不会被拿来交换了。所以选择博士生时，一定要坚守自己建立的原则和底线。我的八字原则是"更加聪明，更加勤奋"，如果面试时能感受到学生有一定的灵气，那就更好了。

言归正传，虽然目前我还没收几个学生，但是选择学生的原则或者战略，在我自己做学生的时候已经开始积累了，基本是从以下这几个方面来考量，欢迎大家一起探讨。

一、人品考量，近乎"黑洞"

很多人说选学生，人品排第一，但我觉得这其实是个"黑洞"。我坚信学生们的人品区间不会太大。是会逐渐变好还是变坏，就不得不提那句老话："在家随父母，在校随老师。"老师身体力行，学生耳濡目染，这之间有很大的相关性。况且，在短短几个小时，或者几个月的相处中，很难分辨出学生的人品好坏。而且，根据经验，我自始至终都没有感觉到学生的人品会有多大问题。即使有些学生可能暴露出一些性格缺点，作为老师也应该及时引导、批评和纠正。老师自己炼就好人品来潜移默化地影响学生就是最好的示范。

二、勤奋考量，绝望涅槃

要考量一个学生是否勤奋，可以布置一个不可能完成的任务，通过观察不同学生如何面对和处理这个任务，即可分辨。例如，针对两名博士生候选人，我让他们花两个月的时间各完成一篇Meta分析、一篇干细胞治疗骨关节炎文章、一篇膝关节置换氨甲环酸使用方法文章。当时，他们对于学科专业和Meta分析工具的知识储备几乎是0，听到任务的时候，脸上满满地写着绝望，然而，他们并没有知难而退。听周围同学反馈，两人在学校一直拼命学习Meta分析知识。两个月后，通过文章的内容质量，再加上一次幻灯片汇报，我基本可以判断出他们这两个月的勤奋程度。

三、团队考量，对手合作

团队精神非常重要。凡是喜欢单枪匹马的个人英雄主义者，都会影响团队的整体协调性。适当安排两名竞争者合作一个类似的项目，就可以清楚地感受到两人的团队协作能力和格局观。令我欣慰的是，我的两名学生能够互相帮助、相互协作、分工配合、资源整合，一起学习研究Meta分析知识。从最后的汇报可以看出，他们的整个过程你中有我，我中有你。

四、聪明考量，汇报拷问

笔者一直觉得幻灯片汇报是个人综合素质以及做事风格的全面反映。学生勤奋、努力与否，通过幻灯片的汇报可见一斑。所以，我曾经尝试让学生们研究最新的*Nature*、*Science*或*Cell*中的一篇文章，给学生一周的时间准备，让他们现场汇报这篇文章的整体思路，以及思考和本专业的关联点。两名博士生参与了汇报，过程中团队成员不停地提问、不停地打断，以此来考验其逻辑性、敏捷性和敏锐性。同时可以清晰地看出，他们在准备幻灯片的过程中，有没有一个不断自我提问，以及寻找答案的过程。如果是悟性高的学生，虽然只布置了1篇文章，但他很可能会主动查阅另外100篇文章来解答自己心中的困惑。

五、欲望考量，拒绝反应

最后一关就是观察学生被拒绝后的反应，从他之后的努力就能看出他想进入这个团队的欲望有多强烈。很遗憾，可能大部分的学生就是为了混个学位，再找个工作。现在已经很难找到一个选择专业方向是出于对专业"歇斯底里"爱的学生了。所以，学生到底是对专业方向感兴趣，还是对导师地位感兴趣，这还是需要鉴别的。

说到底，博士生选老师，老师选博士生，是一种学术血缘关系。

（史冬泉）

第十一章　我为什么取消了你的答辩？——六个灵魂拷问

　　我参加过各种答辩，有时候内心会有强烈的想法：这样的硕士生/博士生，怎么能通过答辩呢？三年的时间里，听、说、读、写的能力，没有一样可以达到相应学位的申请条件，唯一可见的增长和变化就是体重。然而每次都会听到这样的内心想法："算了吧，这几年他也不容易。""算了，延期影响太大了。"……我也不止一次问自己："到底是'糊'一下，通过答辩对他好？还是取消答辩对他未来好？"……对自己进行过各种拷问以后，我还是做了一个决定，暂时不考虑他按时答辩；也决定把灵魂拷问的过程记录下来，或许非主流，或许有质疑，但我坚信对得起学生，对得起学校，对得起自己。

一、要不要留下"糊"的DNA

　　我无数次问自己，"糊"一下，让他答辩，答辩委员会也不会不让他通过，然后他皆大欢喜拿学位，找工作。他可能还会到处帮我做广告，说我这里好混、好"糊"，宽容大度。于是我问自己："这到底对他是好还是不好？"

　　为了科学地寻找答案，我在脑子里回顾性分析了这么多年领域内的年轻医生们。在读硕士/博士阶段，靠着老师的包容和心软混日子的人，渐渐地在专业领域越来越听不到他们的声音了。随机和其中几位聊了，他们都认为自己在读书阶段没有好好做课题，没有形成一些科学思维的方法学，虚度了光阴，非常后悔。

　　"到现在连英文文献都做不到静下心来读完一篇。"这句话令我印象非常深刻。笔者也是从南京大学本科学年写论文开始学习查阅文献、PubMed

文献检索、下载全文。最初也是看一篇文章，就得标注上很多单词的中文意思。经过一段时间后，我的标注越来越少，看一篇文献也能抓住精髓了，而且越看越快。

这些习惯的养成，是因为有压力和期待。如果没有了这份压力和期待，我想每个环节都会放松，最后是级联反应。"糊"乘以"糊"，而且不断地相乘，还会带动团队其他成员成为"糊"的N次方。所以，坚决不能在团队DNA里面掺杂"糊"的碱基。

二、会不会影响未来的招生

这是个很现实的问题。有些学生选择导师，打听最多的就是：压力大不大，老师凶不凶，要求高不高，临床上不上，文章要不要，作者带不带……想在一个压力小、自由、散漫，随随便便混个学位的地方度过三年。

于是，我问自己："没有学生来，怎么办？"我又开始搜索，回顾性分析混日子的学生给团队带来的贡献和能量。数来数去，发现其不仅没给团队带来特别贡献，还要团队给他灌溉营养，甚至还要给他文章帮助他过关，这会引起团队中认真创造价值的成员抱怨和不满。宁缺毋滥，免留后患，团队中需要的是聪明勤奋、有创造力的学生。

三、团队其他成员会不会支持我的决定

团队需要一种正确的文化和价值观引领，我不希望被冠以"刚愎自用"的标签，所以我很在乎团队成员的感受，也担心因为我的主观偏见作出错误的决定。于是我又做了一个调研"我想取消某某研究生的答辩申请，你怎么看"。

所有人的感受都一样，包括研究生本人。回复基本是："我觉得没问题，与其写得乱七八糟的去答辩还不如不答辩。""我觉得如果用一个比较'水'的研究做硕士论文答辩，后面他可能会后悔，到时候就来不及了。延期一段时间，抓紧时间把手头的几个课题完成，也挺好的。""我看了一下他的几个课题，数据是有的，但是感觉还是不够。不管是用他原来写的那个还是这个，感觉都还是太勉强了。"……

四、有没有什么主观偏见，影响了我的判断

这位研究生是我比较喜欢的，他有自己的优势和特点。他照顾患者非常贴心，很受患者好评。很多患者康复以后会邀请他到家里"唠嗑"、玩耍，病房和手术室的同事也都很喜欢他，这样的研究生其实很少。他也曾负责建立翻修假体库，有2个临床课题，有3个基础研究课题，只是效率和团队合作

上略有欠缺。我扪心自问，对他的评价比较全面客观，的确没有什么主观偏见影响我的这个判断。

五、他会不会因为我的决定埋下不好的种子

于是，我俩进行了一次深入的交流。我非常坦诚地说出了我的决定，指出根据课题的完成度、工作的饱满度（不是文章的篇数），目前他的答辩是达不到团队的答辩水平。最让我高兴的是，研究生跟我有一样的想法。他汇报了几个课题的进展情况后，充满期待。

他表示，当时准备匆忙，看见同一届的都在忙着这些事，有点焦虑，平时的确荒废了一些时间，现在几个课题都在有序推进，心里反而觉得踏实和淡定了，想通过硕士阶段的学习，真正积累些"干货"，提高科学思辨的能力。

六、是不是我安排的课题天马行空，是"不可能完成的任务"

我特地组织了全团队对他的几个课题进行了"会诊"。临床课题非常具有实用性，如心理状态的不同与关节置换满意度之间的关系；又如基础课题中聚乙烯颗粒与骨溶解干预等结果也令人期待。虽然中间有过波折，但及时纠正，再加上近期的实验结果都令人满意。

六问六答，有章有法。

那就这么定了。

陪伴和对待学生与陪伴和对待自己的孩子都是一个道理。所有细节的植入，所有三观的夯实，所有人格的培养，都在每一个细节、每一个决策中。

我们都要为他们的未来负责！

（史冬泉）

第十二章 临床带教：这么近，那么远

有老师提出，自己好不容易挤出时间来进行临床教学，然而实习医生、住院医生等年轻医生似乎并没有感受到这份来之不易的机会。我读书时，临床主任们经常来临床教学和查房，一想到能和临床主任们靠那么近，内心就会充满期待和兴奋。

然而，20年过去了，有些临床主任开始抱怨，在查房时，年轻医生脸上洋溢的不再是期待和兴奋，而是淡漠和无感。我一直坚信一点，年轻医生学习新知识、新技术的欲望从没减退，现在需要的是让当代年轻医生更有兴趣、更有参与感的临床教学模式，从而让他们与那种兴奋、紧张和期待的感情不再渐行渐远。

床边教学作为医学教育的重要组成部分，其核心理念是让医学生尽早接触临床，以培养医学生的临床思维能力。但是，目前床边教学模式仍然存在启发不足、忽略学生综合能力和医患沟通技巧培养等缺点。

针对以上问题，本案例开创性地采用床边发问式临床教学模式，通过不断发问的方式逐步启发学生深入思考临床问题的能力，培养其临床思维的全面性与深入性，鼓励学生直面临床问题，为患者答疑解惑。该教学模式能够很好地提升学生的专业知识和沟通能力。

一、背景介绍

自2019年3月至今，我在教学查房中尝试采用床边发问式临床教学模式。参与者主要为带教老师、医学生、患者及患者家属。上课前挑选典型病例，与患者充分沟通获得同意后，由带教老师带领学生前往患者床边进行学习。

该教学模式以病房为主课堂，以术前或术后患者典型病例为学习对象，以学习疾病的发病机制、诊断思路、治疗方案、术后康复原则为目标，以学

生和患者发问为主要上课形式，以解决学生和患者心中疑惑为根本任务，结合学生的个人特点进行启发教育，最终实现老师—学生—患者的循环发问式教学模式。

二、内容

自开展床边发问式临床教学模式以来，共带领学生学习骨关节运动系统典型病例100余例，指导学生400余人次。为全面展示该教学模式具体内容，现以其中一先天性髋关节发育不良的患者为例，进行详细阐述。

（一）学生向患者发问

在事先不了解该患者病情的情况下，由同学A对患者进行系统性问诊。从患者主述开始，详细了解现病史、既往史等临床信息，并根据相应病情的描述有针对性地查体，结合患者影像学、实验室检查结果，向大家汇报所采集的关键信息，并给出自己的初步诊断和相应的治疗原则。该过程以学生自主向患者发问为主，有利于培养学生主动获取临床信息的能力；在发问过程中不断思考所有可能的疾病，锻炼逻辑思维能力；鼓励学生动手查体，锻炼临床技能并培养爱伤观念。整个过程大大提升了学生床边学习的主观能动性和参与积极性。

（二）学生之间发问

在同学A问诊、查体结束并给出自己的诊断后，带教老师暂时不作点评。首先，带教老师要求在场其他同学逐一对刚才临床信息获取的过程进行评价，指出其不当之处及遗漏的问诊或查体项目，并讲出自己内心的疑问。然后，针对大家的疑问，同学A根据其获取的临床信息，给出可能的解释。这种同学之间相互点评和解答的方式可以帮助学生获取更加完善的病例信息。对于同学A来说，在场其他同学指出的不足之处可以使其记忆深刻，加深教学印象，提高教学效果；对于其他同学来说，要指出同学A的不足之处，其会更加集中精力地投入病例信息的获取过程中，并思考更好的问诊、查体方式。这有助于提升所有学生的参与度和系统思考问题的能力。

（三）患者向学生发问

以上环节完成后，带教老师让患者发问，患者可以向同学们咨询关于自己疾病的任何问题，例如，先天性髋关节发育不良为什么会发生？该病的遗传倾向有多大？如何采取手术治疗？手术风险有多大？术前有哪些注意事项？术后多久可以下地走路？怎样进行康复训练？这样，不但更能切实反映其诊疗需求，而且通过提问的方式能帮助学生多思考，使其将所学医学基础知识充分运用到临床实践中，大大提升临床教学效果。另外，学生为解决患者心中的困惑，自然会将理论知识用非医学人士可以理解的语言表达出来，这有利于学生将基础知识掌握得更加扎实、理解得更加透彻，同时充分地锻炼了医患沟通能力。最后，该过程有助于解决患者的实际问题，增加医患之间的信任，有助于构建更加和谐的医患关系。

（四）老师向患者发问

在学生向学生发问、患者向学生发问之后，为检验学生对患者疑问解释的清晰度与满意度，由带教老师向患者提出一些和疾病相关但又不是专业性的问题。比如，刚才这位同学建议你术后可以进行大腿肌肉力量的锻炼，那么你知道具体做什么样的动作可以达到锻炼的效果吗？在该过程中，带教老师结合临床经验，使这些临床问题更加精细化、具体化，将未解决的问题抛给学生，激励学生进一步思考如何回答问题，锻炼学生思考问题的全面性和深入性，启发学生思考问题不要局限于表面，要落到实处，真正做到对患者有所裨益。带教老师向患者发问，能够直观地反映学生对患者病情解释的清晰程度，有助于对学生的临床实践进行客观评价。

（五）老师向学生发问

在上述内容的基础上，由带教老师针对上述过程中遗漏的关键知识点或临床信息向学生发问，从专业的角度进一步启发学生深入思考问题。例如，面对这一位患者，通常需要手术截骨使得人工关节放置在正确的位置。那么，截骨之后所面临的最大的问题是什么？是下肢肌肉的张力提升了，还是神经受到的拉力增加了？通过这些专业性的问题，启发学生在所学知识的基础上，进一步地开创性思考，考虑多种影响治疗效果的因素，锻炼学生思维逻辑的严谨性与全面性。

（六）同学、患者向老师发问

最后，分别由患者和学生针对心中不明白的问题向带教老师提问，以达到完全解决问题的目的。对于在整个过程中学生无法解决的问题，由带教老师进行解释，并结合病例，具体分析在临床实践过程中的注意事项。在这些问题中，带教老师挑选一个或几个具有重要临床价值的问题作为深入调查对象，要求学生课后查阅相关临床书籍、前沿文献，以PPT汇报的形式在下次老师带教之前对该问题进行系统介绍。该过程通过督促学生主动寻找解决问题的方案，锻炼了学生的自学能力，并与学生分享了相应的知识，营造了良好的学习氛围。

三、小结

　　该床边发问式临床教学模式充分利用了老师、学生和患者的特点，以不断发问的形式逐步深入地启发学生去思考临床问题、解答患者心中困惑，着重培养了学生的独立思考能力与医患沟通技能，有助于学生更加高效地将医学理论知识应用到临床实践中，是一种全面培养学生多种能力的新颖的教学模式。

四、教学案例举例

　　床边发问式临床教学模式流程见图12-1。

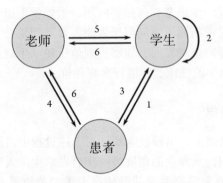

1. 学生向患者发问；2. 学生之间发问；3. 患者向学
生发问；4. 老师向患者发问；5. 老师向学生发问；
6. 同学、患者向老师发问。

图12-1　床边发问式临床教学模式流程图

（一）教学目的与用途

　　（1）教学目的：通过不断发问的形式逐步深入地启发学生思考临床问题，旨在锻炼临床医学专业学生的临床思维与实践能力，同时加强其医患沟通能力。
　　（2）用途：本教学案例适用于所有临床医学专业课程，用于床边教学，帮助医学生更加高效地实现从理论到实践的转变。

（二）涉及知识点

本教学案例目前主要涉及"外科学"课程中骨与关节运动系统疾病的发病机制、诊断标准、治疗原则、康复原则等知识点。但是，该模式适用于所有临床医学专业课程的床边教学，为其他系统疾病的床边教学提供样板。

（三）配套教材

（1）《外科学》第3版，主编：赵玉沛、陈孝平。

（2）《外科学》第9版，主编：陈孝平、汪建平、赵继宗。

（四）启发思考题

本教学模式所涉及的启发思考题因授课病例而异，下面以先天性髋关节发育不良为例。

（1）先天性髋关节发育不良有哪些病因？主要和哪些基因有关？

（2）该疾病的诊断标准是什么？

（3）先天性髋关节发育不良的患者，进行全髋关节置换时的手术入路有哪些？这些手术方式之间有什么样的异同点？

（4）手术过程中应该注意重点保护哪些肌群？

（5）为使人工关节放置到合适的位置，在手术过程中往往需要进行截骨，截多少比较合适呢？如何避免截骨对肌肉和神经造成牵拉力增加而带来的损伤？

（6）术后患者应进行哪些康复锻炼来促使身体更好地恢复？

（五）分析思路

通过逐步发问的形式来启发学生自主思考临床问题，在该案例中，主要包括以下6个分析思路。

（1）获取病例信息。学生向患者问诊、查体，结合影像学、实验室检查获取全面的病例信息。

（2）完善信息采集。通过学生之间互相发问，指出不足之处，以便学生更加全面地获取病例信息。

（3）解答临床问题。患者向学生发问，提出自己内心的困惑，促使学生利用所学给患者解释相关的病情，在激励学生进一步思考问题的同时帮助患者。

（4）评价实践效果。带教老师向患者发问，通过了解患者对疾病的认知程度来客观评价学生解答患者问题的效果。

（5）深入思考问题。带教老师向学生发问，启发学生开创性地思考问题，促进学生进一步掌握专业知识，锻炼学生逻辑思维能力。

（6）全面答疑解惑。患者和学生向老师发问，提出自己心中仍然存在的疑惑，以期本次临床教学之后做到心中无惑。

（六）理论依据

该案例所需要的理论依据主要来自医学教材中关于疾病的诊疗原则，以及对于某一个特定病种的最新国际、国内诊疗指南。

（七）背景信息

该床边发问式临床教学模式需要带教老师熟悉患者的临床信息、该疾病的发病机制以及该病种最新的诊疗指南。

（八）关键要点

（1）充分发挥学生主观能动性。启发学生主动获取临床信息，鼓励学生之间互相指出不足之处，都能有效地提升学生们的积极度，提高课堂效果。

（2）切实解决临床问题。启发患者向学生提问，让学生面对实际的临床问题，促使其将理论与实践相结合。

（3）深入思考问题。通过带教老师向学生提问专业性的问题，鼓励学生在已掌握知识的基础上，更进一步地开创性思考问题。

（九）建议教学计划

建议采用该床边发问式教学模式的整体教学时间为50分钟，具体如表12-1所示。

表12-1 发问式教学模式中各教学内容建议时长

教学内容	建议时长/分钟
学生向患者发问（获取临床信息）	15
同学之间发问（同学互评）	10
患者向学生发问（答疑解惑）	10
老师向患者发问（评价实践效果）	5
老师向学生发问（深入思考问题）	10

（史冬泉）

第十三章　师道，以学生为贵

教师节，学生们给我送来了很多祝福。我非常高兴和自豪，而更多的是感谢。

自己当老师后，有一个深切的体会——在很多方面，是学生造就了我、点燃了我、推动了我。

所以，在这个特殊的日子，我发自内心地表达对他们的感谢。

一、学生让我更加年轻

和学生在一起，我充分感受到了年轻的味道。那个味道是挤在一起开组会散发出来的味道；是为一个论点争得面红耳赤的味道；是"YYDS""绝绝子"等年轻语言的味道；是玩起来不分长幼、不分彼此的味道（图13-1）。

二、学生让我更加优秀

和学生在一起，我充分感受到了对事业更加热爱的味道。这个味道是大家一起创半天门诊纪录，为167个患者解决病痛的成就感；是大家一起解决临床困惑后的充实感；是大家一起分享每一篇文章接收后的喜悦感；是大家一起创立新分型、新共识的满足感；是大家一起解决内心困扰后的酣畅感。

三、学生让我更加自律

和学生在一起，感觉和自己孩子相处一样，会让我努力变得更加精致，努力做到真实不虚，努力做到诚信可靠，努力做到互相为荣，努力做到他们心中想要的样子。

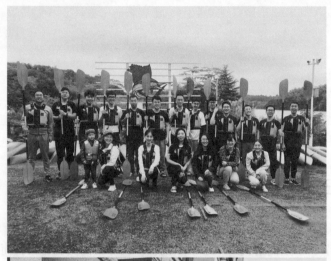

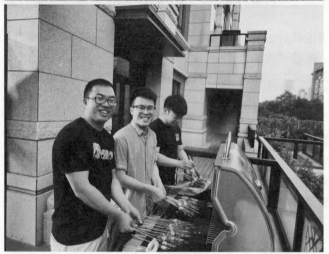

图13-1　我和学生

四、学生让我常常自省

因为学生，我会仔细考虑自己的每一句话、每个动作、每个眼神、每个微信、每个电话、每个任务、每次讨论、每篇文章，考虑会不会引起误解、误导或者误判。

五、学生让我收获良多

因为学生，我发现了新分子，提出了新理念，探索了新机制，解析了新亚群，发明了新方法，创建了新分型，达成了新共识，开办了新杂志。

　　总之，师道以学生为贵，感谢他们给我的一切（图13-2），也祝他们早日过上教师节。

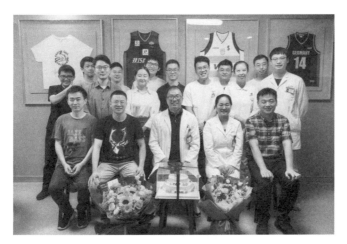

图13-2　感谢他们给我的一切

（史冬泉）

第三部分
与患者说

第十四章　甲亢患者能否喝咖啡？

　　史医生请人喝咖啡，但他自己是不喝咖啡的，因为甲亢。不少人爱咖啡缘于咖啡中的咖啡因，不少人拒咖啡也缘于咖啡中的咖啡因。那么，我们真的要因为咖啡因而断了咖啡吗？甲状腺功能亢进症（简称甲亢）患者到底能不能喝咖啡呢？

　　平均每杯咖啡中约含有100 mg咖啡因，咖啡由于其主要成分为咖啡因，因此在我们的观念里就被贴上了"天然兴奋剂"的标签。甲亢这个疾病本身会导致身体的兴奋性增高，在此基础上再来点兴奋剂，那岂不是火上浇油？甲亢患者不能喝咖啡的言论想必是这么来的，但事实是否真的如此呢？

　　检索咖啡与甲亢的相关文献，并没有直接证据告诉我们甲亢患者到底能不能喝咖啡，这反倒使这个问题变得更有意思。没有直接证据，那我们就找找外围证据来看看甲亢患者到底能不能喝咖啡。

一、咖啡会影响甲状腺激素水平吗

　　甲状腺激素在体内起主要作用的是三碘甲状腺原氨酸（T_3）和四碘甲状腺原氨酸（T_4），从激素的生物合成、释放等环节来看，这里面没有咖啡因什么事儿，目前没有证据显示咖啡因参与了甲状腺激素的合成与释放。有文献研究发现，咖啡可提高二碘甲状腺原氨酸（T_2）的水平，但这个T_2水平高低与甲状腺激素水平的高低不相关。也就是说，喝咖啡的甲亢患者尽管甲状腺激素水平增高了，但和喝咖啡的甲状腺功能正常的人相比，二者的T_2水平增高程度是差不多的，没有显著差别。另外，T_2与其他甲状腺激素的作用不同，T_2的升高并不产生甲状腺毒性作用，反倒更有助于保护肝脏，减少脂肪肝、减少肝纤维化。

二、咖啡会影响甲亢治疗吗

目前，还没有咖啡会影响口服抗甲亢药物治疗效果的报道，也没有咖啡会影响碘-131治疗甲亢的报道。目前明确的是，咖啡会影响左甲状腺素的吸收，所以在使用此药物时至少要与喝咖啡时间间隔4小时以上。因此，如果甲亢治疗使用了阻断-抑制疗法（口服抗甲亢药物联合甲状腺素），有用到左甲状腺素时，要注意这个问题。但实际上，目前治疗甲亢采用的是尽可能简化的方案，阻断-抑制疗法仅在个别患者的短期治疗过程中采用。

三、咖啡会加重甲亢所伴发的问题吗

（一）心血管问题

甲亢患者在病情没有得到控制的阶段，伴有心跳过速、心律失常、充血性心衰的可能。这时喝咖啡是否会增加心血管方面的风险呢？喝大量的咖啡（每日摄入超过400 mg咖啡因，≥5杯）的确会增加这种风险，但是喝适量咖啡（每日摄入不超过400 mg咖啡因，≤4杯）并没有增加相应心血管问题的风险，即便是有基础心脏疾病的患者适量摄入咖啡因，也是安全的。并不推荐为了改善心血管健康而停止摄入咖啡，因为目前的证据均显示，适量喝咖啡，对心血管健康其实是有好处的。

（二）血压问题

甲亢患者在病情没有得到控制的阶段，可能出现血压升高的症状。有些人对咖啡因比较敏感，喝咖啡在短期内可能会引起血压升高，但是长期来看，其对血压和发生高血压的风险并无影响。关心患有甲亢能不能喝咖啡的"咖啡友"，想必一定是喝了很久的咖啡了，否则不会一时兴起在发现甲亢时才会突然想起喝咖啡。所以对于已经喝咖啡很久的人来说，不存在短期内喝咖啡会血压升高的问题。

（三）肝脏问题

甲亢及药物的使用可能会影响肝脏，而咖啡在肝脏消化，可以保护肝脏。且前面也提到，咖啡可以提升T_2的水平，这对减少脂肪肝、减少肝纤维化有益处。

（四）骨质疏松问题

甲亢与骨质疏松有一定的关系。大量饮用咖啡可增加尿量和尿中钙与镁的排泄量，这对骨骼健康会产生不良影响，会增加骨质流失速率和骨折风险。但是在适量饮用咖啡的情况下，3~5天之后，人体就会对咖啡因产生耐受性，利尿效果将会受到限制，只有短时间的利尿作用，每杯咖啡只会增加2~3 mg的钙流失，1杯咖啡造成的钙流失用2大汤匙奶即可填补，因此日常喝咖啡并不用太担心钙流失的问题。

四、甲亢患者能否喝咖啡

综上所述，目前没有证据显示患有甲亢的患者就不能喝咖啡了。咖啡由于其主要成分是咖啡因，因此具有一定的兴奋中枢神经系统的作用，常规饮用咖啡可导致个体对咖啡产生轻度依赖，突然停用咖啡后可能出现戒断反应，比如头痛、易怒、疲劳、抑郁、焦虑以及难以集中精力，引起身体诸多不适。但是如果你接受甲亢药物治疗后仍然伴有心悸困扰，还是建议不要喝咖啡。最后，喝咖啡要注意的一点就是要把握好量，每日最多4或5杯，以保证摄入咖啡因不超过400 mg。武松是3碗不过岗，我们最多也就是4或5杯。

参考文献

[1] Bordeaux B, Lieberman H R. Benefits and risks of caffeine and caffeinated beverages[EB/OL]. (2020-01-21). https://www.uptodate.com/contents/zh-Hans/benefits-and-risks-of-caffeine-and-caffeinated-beverages.

[2] Giardina E. Cardiovascular effects of caffeine and caffeinated beverages[EB/OL].(2020-01-24). https://www.uptodate.com/contents/zh-Hans/cardiovascular-effects-of-caffeine-and-caffeinated-beverages.

[3] Pietzner M, Köhrle J, Lehmphul I, et al. A Thyroid Hormone-Independent Molecular Fingerprint of 3,5-Diiodothyronine Suggests a Strong Relationship with Coffee Metabolism in Humans[J]. Thyroid, 2019, 29(12): 1743-1754.

（田建卿）

第十五章 我为什么"劝"您出院

一天，和往常一样，我带着团队一起去看17床的老太太。

老太太满面红光，喜不自胜，我作为医生当然更加开心。

老太太术后第二天，医疗团队一起阅完"片子"，测量完各项数据，有人边忙碌边感慨道："患者找到咱们这个团队真是她的幸运。"唉，明知是自吹自擂的恭维，居然听得有一丝甜意。大家都非常满意顺利的手术过程以及术后的影像学复查。

如今，老太太在其亲属以及专业康复团队的看护下，能自己独立在病区行走，谈笑风生。于是我祝福道："老太太，今天可以回去休养康复了。"她的爱人——86岁的老爷子，也是个高级知识分子，一听这话，刚刚满脸的笑容马上开始收了，忙不迭说道："史主任，家里没人，这两天出不了院！""史主任，给她多住几天，再恢复恢复！"

其实，我非常能理解，自己做过患者亲属，迎来送往许多的患者，可以切身感受那种心情。毕竟，看见自己的主刀大夫，看见每天有那么多医生、护士照料护理，心里就觉得特别安全，非常踏实。不过，病患总是在排队，医疗资源非常紧缺。经过动之以情、晓之以理的解释，通情达理的老太太一家非常满意地回去康复了。

其实，这样的情况是非常普遍的。每天都在发生，每个专科都在发生，每个医生都在面对。

接下来，我们一起聊一聊，如何让患者安心地出院。

一、患者的一点误解

很多患者及亲属，包括我自己，当我父亲躺在唐都医院和鼓楼医院做手术的时候，我也是一样的想法——在医院是最安全的。甚至新型冠状病毒感染情况最严重的时期，还有患者一家想通过住院躲在医院里，因为他们深信不疑——医院是最安全的。从能及时抢救危重患者的角度来看，毫无疑问，医院确实是最能及时处理的地方。然而，对于健康的人来说，医院却是最危险的地方。因为，医院是顽固病菌最容易扎根的地方，是病患最多的地方，是有最多紧张、焦虑情绪的地方。医院，毕竟不是疗养院，更不是度假村，病情允许的情况下，还是尽快离开这个让人产生应激反应的地方。

还有患者一听到"出院"，以为医生不管自己了，这也是误解之一，具体原因后文详解。"家里没人照顾啊。"这其实也是个误解。

二、亲属的一点共情

人同此心，心同此理，很简单的一个逻辑。

我把下面一些话讲给了老太太及其家人听，他们都能理解。

"想象一下那段日子，您在家里每天就怕错过83106666（南京鼓楼医院联系电话）来电的那种焦虑心情，以及每天饱受膝关节疼痛的煎熬。事实上，我们还有100多位老太太在家里等着。100多位患者在家里时不时看着手机。而且，让您出院绝对是件好事儿，不让您出院，您就要焦虑了，因为有问题才要继续住院……"

三、医生的一点功夫

医生的这一点功夫，就是好好聊天的功夫。

很多年轻医生和患者沟通的时候，尤其术前谈话，最容易照本宣科，没有设身处地用一些简单直白的语言，让患者及亲属既能明白手术风险，又能知道手术的来龙去脉，以及术后的预测情况。只有沟通明白，他们心里的安全感才会提升，知道自己什么时候可以安全出院。很多人一辈子可能就经历一次手术，对于手术是百分百的恐惧。第一次进入手术室的普通人，血压如果一直能维持正常，可以去做"特工"了。所以，一次让人放松、简单易懂的术前谈话极其重要，会让人听到"出院"俩字的时候，有更高的接受度。

以我们平时常见的"膝关节单髁置换手术"为例（是不是一听手术名称就感觉头脑一片空白？）。

我听过很多住院医生、主治医生与患者家人谈话，他们是这样告诉患者及亲属手术过程的："我们会把您内侧的股骨髁和胫骨平台上坏的骨软骨清除掉，然后打磨成合适的形状，装上金属的假体，中间弄个塑料的半月板（衬垫），以后走路就是金属磨塑料……这些是可能的并发症。"他们一边说，一边还时不时地指着屏幕上的X光片。只看见患者一家人从头到尾眉头紧锁，满脸写着焦虑和惆怅。讲完，签字，签完后，一家人默默地离开，互相之间默默打气："来了鼓楼医院，就交给他们，放心吧。""鼓楼医院是江苏最好的医院，全国也是前十的，没问题的。""别多想，好好休息就行了。"事实上，很少有人手术前一天晚上能睡得很好。

自己做主治大夫的时候经常和患者谈话，然而常常是和上述不同的另一种场面。

第一，我会告诉患者全家人："咱们科室和很多科室不一样，这次住院不是一次真正意义上的看病。简单地说，是你身体这部机器用了60年以上了，你们一家人回忆一下，家里还有什么家具，用了六七十年还在的？"大家会齐刷刷地说"没有"，然后能渐渐明白我的意思。

"这次住院的目的很简单，是到鼓楼医院这家全国著名的'身体4S店'来更换零部件的。"一下子，全家人无论文化程度高低，都如释重负，露出了笑容。"这个手术，我们假设把膝关节当作一套两室一厅的房子，那么内侧那个房间，由于使用频率过高，墙面等有毁损，需要把不好的墙面刮掉，装个新的墙面，需要置换下。"口语化地解释手术原因，等引出专业术语的时候，不至于让患者及亲属摸不着头脑。

"以往技术不发达时的方式是，一间屋子坏了，整套房子都一起修，但现在随着技术和材料的发展，以及我们对膝关节认识的深入，可以保留相对好的客厅和外侧那个房间，只置换内侧那个破坏最严重的房间。90%的情况下，这套房子再用15年，不需要再装修，当然其他房间有时候会出现问题，到时候再装修就行。那么置换房子过程中，显然有很多风险，比如水电管道损坏，一不小心整套房子都会出问题，当然出现这种情况的概率很低很低。"这样，全家人基本上很快对手术过程就有了直观的体会。

然后我再拿出模型。紧接着，我再让他们提一些自己担忧的问题，也一样口语化地给他们解释。类比的例子很多，如"染头发""刷墙"等。

四、出院的一些安排

出院的安排其实很容易，因为对于南京大学医学院附属鼓楼医院运动医学与成人重建外科来说，基本上术后每天发生的状况都非常具有普遍性。我们可以提前告诉患者即将发生的病情，如第一天晚上后半夜，可能会感觉到痛，我们会提前安排好止疼药等。患者的安全感有一方面是来自于医生对病情走向的掌控。第二天一般会如我们所预判一样，第三天如果一切顺利，一般就可以回家进一步康复。有了对每天将发生的病情的预知，患者会非常有安全感，会对出院有很高的接受度。

出院意味着需要输液等有创干预行为已经告一段落。但后续的康复指导、医疗咨询、术后复查等仍然在继续。所以患者千万不要以为一旦出院，医生就不管自己了。出院的时候，医院会提供详细的联系方式、每天要康复的内容，以及在家发生特殊情况时的应急处理方式等。

　　出院，多一分喜悦，少一分焦虑；出院，只是换一种联系方式！

　　（"两室一厅"单髁置换理论已经申请版权，如有引用，请注明出处。）

（史冬泉）

第十六章　我的十五秒，患者的百千里

对我来说，15秒是抖音粉丝耐心看完一段视频、用科普视频讲解一个知识点、患者进行一次就医体验及回答患者咨询问题的时间；而对于很多患者来说，百千里指的是来门诊挂号看病咨询所需的总里程。之前一些患者为抢号常常等待几个月，飞越成百上千里，而现在，通过短短15秒的视频，患者就可以解决心中的困惑，节省下门诊挂号看病及路程上所耗费的时间。所以与其让患者奔赴成百上千里来就医，不如我花上15秒，把一个知识点制作成视频科普给我的患者朋友们。

于是，我们基于这样的初衷开始尝试短视频制作、文案编辑等工作（图16-1）。很多人会以为这背后是一个庞大团队在操作，其实只有我和一位好朋友利用门诊、碎片化时间进行短视频拍摄、剪辑。

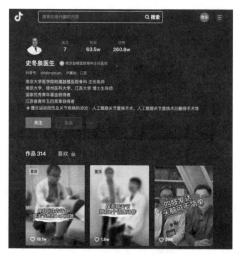

图16-1　我的抖音号

我有一个全网播放量超过5 000万的短视频（图16-2），短短30秒，以最简单的方式告诉粉丝们膝关节周围疼痛最可能的10种病因，并在膝盖周围以序号的形式标注出来，对于老百姓而言非常简洁扼要、清晰易懂。后来，患者来门诊就医时直接就说："史医生，我4号位疼痛。""我5号位疼痛。"这明显节省了就医时间、提升了就医效率，而且提高了沟通的有效性。

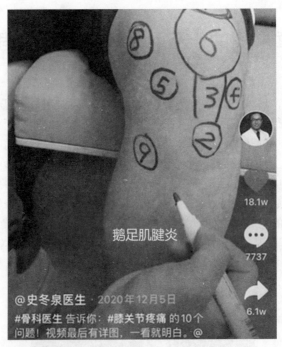

图16-2　全网播放量超过5 000万的短视频

我也看到很多医生以同样的方式录制视频，帮助全国上亿的老百姓认识膝关节疾病。医生的科普短视频形式有很多，比如"骨往筋来"的"直接讲述型"、杨奎院长的"情感共振型"、"仙鹤大叔"的"幽默段子型"及丁香医生的"剧情演示型"等。这些视频形式各异，目标相同——让老百姓愿意看、能听懂。

以往，医生群体在公共媒体上发声是比较少见的，这给了很多"健康骗子""养生大师"很大的发挥空间。网络时代让越来越多的患者习惯性地利用网络搜索、查询医学知识，甚至是相关疾病的治疗方案。这无形中让很多患者误入了谣言的圈套。科学的声音如果得不到传播，歪理邪说就会大行其道。因此专家学者们不应该放弃这样的阵地，尤其是年轻医生、医学生，都应该将医学专业知识利用公共媒体平台不遗余力地科普给老百姓。15秒不长，但成千上万个15秒，就筑成了一道帮网民抵御谣言骗术的"健康长城"。

很多患者是从全国各地赶来就医，因此我们面临的一个问题就是如何使全国各地患者复查更简便。毫无疑问，患者最希望的就是第一时间直接询问医生。我时常想起自己在父亲就医时的紧张、孩子生病时的焦虑，每次想问医生微信时那种既怕冒犯，又怕尴尬，最后又怕得不到回复时的五味杂陈，将心比心，这种感受只有在自己家人生病时才能刻骨铭心。

所以，每次患者还没开口，我就直接递上微信二维码，能够明显感受到患者那种欣喜感、安全感及温暖感。坦白说，最初还是挺担心被骚扰的，但后来事实证明我多虑了。我每天利用爬楼、手术间隙、上厕所等碎片化的时间，就顺便解决了很多患者关于病情变化、用药不良反应、锻炼障碍等方面的问题。每次花几秒钟回答问题后，看到他们如释重负的欣喜，我都能深深地感受到来自患者的那份信任和尊重。

然而，随着来挂号的患者越来越多，问题来了。手术后，患者在按时按期复查时渐渐抢不到号了，患者经常过了时间就直接来门诊加号，否则错过复查时间太长，还要额外花高昂代价找"黄牛"。因此，我们把限号人数从30加到60，很大程度地解决了这一问题。但还不够，于是我们从2021年开始，限100个号，让患者们看不上病的问题得到很好的解决。虽然我们更加辛苦，但看见很多患者不离不弃"黏"着我们，疲惫感在这样的成就感面前显得微不足道。

用我的很多个15秒，换取很多位患者的百千里，值！

（史冬泉）

第十七章　患者如何选择医生，医生在治疗中应建立怎样的医患关系？

一次在阅读美国骨科杂志 *Clinical Orthopaedic and Related Research* 时，我看到了一些专栏文章。之前我就很喜欢这个栏目，这个栏目都是关于人文、对骨科发展作出重大贡献的医生介绍及与骨科相关的非专业学术类文章。在绝对专业的医学类杂志上专门设置人文类栏目的情况在美国的杂志中并不少见，如 *JCO* 等。

在这个栏目中，我看到了一篇关于骨肿瘤患者保肢截肢选择方面的论文。不同于以往文章的很多客观因素分析，这篇文章主要分析了医患双方在这个决策过程中分别发挥着怎样的作用，以及医患关系是如何影响这一决策的。顺着这篇文献的参考文献进行展开阅读时，很多方面的困惑和共鸣一下子促成我写出了这篇随笔。虽然有时间的偶然性和随机性，但这篇文章出现的原因和自己这些年作为医生产生了很多从业感悟有很大关系。随笔的题目看似很有功利性和矛盾性，但实际上更多的是想讲述在恶性肿瘤诊治过程中，医患双方应该遵循或者创造的医学人文环境，从而建立彼此信任、互相尊重、和谐的医患关系。

一直以来，医学被认为是有温度的科学，这里的温度在我看来指的是人文关怀，这种人文关怀可能体现在很细微的小事上，如扶一下患者、捂一下听诊器、一句充满关怀的问候，等等。其实被尊为医学大家的前辈们也是在这些日常诊疗中的很多细节方面体现出人文关怀的，在日积月累中沉淀出了医学所需的人文素养。在学习专业知识的早期，年轻医生更注重知识理论的学习，这是看病的基础。任何选择了医生这个职业的年轻人，我想出于何种原因都会尽力学好理论知识。但在之后的实践中，人文因素会逐渐影响医生的执业情况，而人文素养积累取决于医生个人的意识、社会环境的影响、患者的在意程度，特别是在一个以感性思维为主导的决策过程中。

西方医学是以客观证据和逻辑推演为基础的，当然这是在具体的科学层面，而在这之上的是哲学和人文。我们的人文哲学更多的源自几千年前的认知体系或人文体系，这和现代西医的理论体系不匹配。然而在当下这个高速发展的社会环境中，一切都发生了巨大的变化，这种不匹配性加上巨变，导致了很多不合理的现象或者无法理解的医患关系。

我们可以先从这篇和我专业最接近的关于骨的恶性肿瘤保肢还是截肢的学术文章谈起，研究目的是"认知偏倚是否会影响治疗方案的决策"，方法是通过Amazon Mechanical Turk（一个论坛，可以发布人工智能任务）模拟我们日常诊疗中最常见的骨肿瘤病例，进行治疗决策，通过网络问卷的方式获得调查结果。在认知偏倚方面设定四种类型，如下。

（1）客观数据型：主要根据现有已知数据做决定，只看功能保留单一因素。

（2）情感驱动型：主要根据情感状态决定，更多地关注并发症的情况。

（3）先入为主型：主要根据最初获得的数据决定，决定依据能否接受并发症发生的最高概率，不考虑功能。

（4）从众心理型：主要依据别人的决策，而非自己的判断。

具体结论没有实际参考意义，但上述各类型的认知偏倚会影响医患双方共同决策模式，虽然不能完全代表实际诊疗，但可以确定的是，认知偏倚（由年龄、情绪、情感、知识背景等因素决定）会直接影响重要的治疗决策。在参考文献中，我发现了1992年在*JAMA*上发表的一篇关于医患关系的论文，这篇论文的内容我在《最好的告别》一书中读到过，完全梳理清楚了我多年执业过程中的感受。

书中提到了三种医患关系：家长型、资讯型、解释型。家长型，顾名思义，是最古老也是最传统的医患关系，医生以学术权威的身份，告知患者他们认为最好的治疗方式。这种关系中，医生是"最明白的"，虽然容易受到谴责，但却是目前最普遍的模式，尤其是对心理脆弱的患者（如虚弱的、贫穷的、老年的以及习惯听从指令的人）。资讯型和家长型相反，这种更像是零售业，医生是技术专家，患者是消费者，医生提供最新的知识和技术，患者需要做的是做出决定，医生这个职业变得越来越专业化，其结果是医生对患者的了解越来越少，而对科学的了解越来越多。有意思的是，这种模式越来越受欢迎，患者拥有完全的自主权。

但事实上，这两种类型的关系都不是人们想要的。我们既想了解信息，又需要掌控和裁决权，同时我们也需要指导。这就是第三种医患关系——解释型。这种关系中，医生的角色是帮助患者确定他们想要什么。这种医患关系决策流程是共同决策模式。医生不是战斗的总指挥，也不仅仅是一名技师，而是站在患者的立场上的顾问。原始论文的两位作者警告说，为了充分照顾患者的需要，医生要做的不能仅仅是理解患者的愿望。愿望是反复无常的，每个人都有哲学家所谓的"二级愿望"，也就是对愿望的愿望。所以在某个时刻，医生需要帮助患者权衡他们更大的目标，甚至质疑他们，让他们重新思考其考虑失当的选项和信念，这种做法的正确性和必要性都是显而易见的。

从我个人出发，资讯型医生是最简单的，但对于恶性肿瘤患者，显然是不够的。带着好奇，我找到了*JAMA*上的原文，并根据原文翻译如图17-1所示，表格下方的两个程度条是我加上的，分别显示了患者和医生视角。

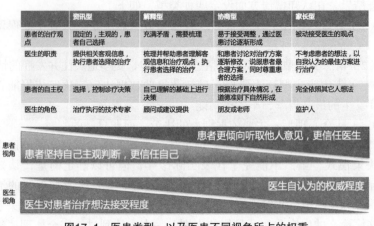

	资讯型	解释型	协商型	家长型
患者的治疗观点	固定的，主观的，患者自己选择	充满矛盾，需要梳理	易于接受调整，通过医患讨论逐渐形成	被动接受医生的观点
医生的职责	提供相关客观信息，执行患者选择的治疗	梳理并帮助患者理解客观信息和治疗观点，执行患者选择的治疗	和患者讨论治疗方案逐渐修改，说服患者最合理方案，同时尊重患者的选择	不考虑患者的想法，以自我认为的最佳方案进行治疗
患者的自主权	选择，控制诊疗决策	自己理解的基础上进行决策	根据治疗具体情况，在道德准则下自然形成	完全依照其它人想法
医生的角色	治疗执行的技术专家	顾问或建议提供	朋友或老师	监护人

患者视角

患者更倾向听取他人意见，更信任医生

患者坚持自己主观判断，更信任自己

医生视角

医生自认为的权威程度

医生对患者治疗想法接受程度

图17-1　医患类型，以及医患不同视角所占的权重

假设一个临床病例诊疗过程，四种不同的模式具体设想如下。

一位43岁绝经前女性，最近被诊断出乳腺包块，切除活检病理为直径3.5 cm的乳腺导管癌，没有淋巴结转移，并且雌激素受体阴性，其他部位没有转移。患者刚刚离异，目前不得不开始工作以获得收入作为离婚法律事务支出。作为医生应怎样和患者沟通病情？

家长型　目前有两个办法不让肿瘤复发，全乳切除或放疗，我们知道淋巴结清扫加上放疗的效果和全乳切除一样。因为肿瘤局部切除联合放疗生存率最高，而且外观最好，我建议使用这种方法。我们同样要控制肿瘤不让它转移，虽然你的转移风险低，但因为你依然年轻，不应该放弃治疗机会。此外，最近的研究表明，化疗可以提高生存率，降低复发、转移风险。实际上美国国家癌症研究所（National Cancer Institute，NCI）推荐你这种病理类型乳腺癌进行化疗，化疗会带来不良反应，但是几个月痛苦的化疗可以获得以后治愈的机会。

资讯型　没有淋巴结转移的情况，在我们面前有两件事，局部控制和全身控制。对于局部控制，可以选择的治疗方案包括全乳切除、肿瘤局部切除追加或不追加放疗。目前很多研究显示，全乳切除和肿瘤局部切除联合放疗的总体生存率一样，都是10年约80%。肿瘤局部切除，不做放疗，复发率大概为30%~40%。对于全身控制，一般来说，绝经前乳腺癌患者如果有淋巴结转移，通过化疗可以延长生存期。个别研究也提示化疗对于提高总体生存率没有受益，但文献综述显示还是有治疗受益的。几年前，NCI建议和你情况类似的患者进行化疗，有治疗效果。最后和你说的是，目前有针对你现在状况的临床试验入组，你可以考虑入组，如果需要了解其他的信息就告诉我。

解释型　大概表述方式和资讯型差不多，不同的是会和患者讨论并帮助患者梳理他们的治疗意愿和想法，并最终得出结论。可能会这样说："在我看来，你的治疗期有矛盾的地方，这是可以理解的，你主要是不知道进一步治疗的必要性，不知道如何恢复你的生活、保持你的心理和生理平衡。我们可以站在你的角度进行假设，抗肿瘤这件事是重要的，但是一定要有一个健康的个人形象和有质量的生活。这样来看，放疗比化疗更可行。肿瘤的局部切除辅助放疗是保留乳房的情况下生存概率最大的治疗方案，放疗可以在不毁坏美观的情况下治疗肿瘤。相反的是，化疗需要几个月的治疗，并且化疗带来的生存受益有限而且存在争议。考虑到你现在的生活状态，你需要太多的先决条件才能进行一个存在质疑的化疗，我想我理解你的处境，我们可以几天后再聊一次。"

协商型　该类型的医患交流中，医生可能先会勾勒出客观可供参考的信息和数据，通过和患者交流明确患者的治疗想法，并且会继续做如下交流。目前看来你应该进行放疗，放疗目前对于你来说治疗受益最大，潜在肿瘤复发风险最低，并且不会损坏你的外观、打乱你的生活。化疗的问题就是目前临床证据存在分歧。在平衡各种治疗选择后，我认为最好的方法是入组临床试验，临床试验是针对通过化疗使淋巴结阴性乳腺癌患者获得化疗受益。第一，这个过程会保证你得到良好的治疗。目前我们不知道何种治疗可以提高治愈率，试验入组后续的复查、化验和治疗方案都会由专门的乳腺癌治疗专家接手，保证患者得到最合理的治疗。第二，你的入组有利他性，可以在未来帮助和你处境一样的患者，让她们不再面临这么困难的选择。过去几十年中有很多的临床试验，正是那些临床试验给我们现在的治疗提供许多有价值的参考。如果没有之前那些参加临床试验的患者，我们可能只能给你进行乳房全切治疗方案。入组临床试验意味着，你不仅能够接受最高标准的治疗，也能使未来其他患者受益。因为医学是明确何种治疗方法更好的科学，但我需要告诉你的是，作为你的主诊医生，我并没有加入这项临床试验中，如果你选择入组临床试验，会有一位乳腺癌专家接诊并给你解释相关治疗，我现在只能对我们现有的诊疗认知进行解释，这样你可以做出最好的治疗决定。

如果没有充分的交流，这些交谈内容就会看起来很不自然或者有些夸张。但上述方式具体地阐释了四种医患关系。目前在临床实际中，我们更多见的可能是两种极端的方式，即家长型和资讯型医患关系。医生职业的本质是发现知识、照顾患者，在充分考虑患者身体状况和治疗观念的前提下提出合理治疗建议，并尝试说明这种方法的合理性和治疗价值，从而说服患者。医生应有人文关怀，践行协商型医患关系。在我看来，最主要的是要通过自身的专业知识和人文关怀建立信任。患者应该选择你信任的医生进行治疗，并相信医生给你的诊疗建议。

（姬涛）

第四部分

与同侪说

第十八章　都"9102"年了，到底什么是医学创新？

我是一名骨科医生，今年39岁了。

和很多临床医生一样，我平时临床、科研、教学工作密集，反而是过年期间能有些时间对自己还有未来做点儿思考。

一、两"惑"

先分享两个故事。

故事1

过去的2018年，我受很多医院邀请，从一名年轻医生的角度出发分享"怎么理解创新"。

其中一家医院对我说："史医生，不用什么高大上的创新，要'大家听了就能马上用的创新'，就是哪怕基层医院或者私立医院也能开展的。"

这句话我一直记着，时不时就会问自己：到底什么是"听了马上就能用的创新"？

故事2

我们科每年有不少进修医生，其中不乏认真好学的。

经常有进修医生问我："史医生，我看到很多医院做膝关节胫骨截骨时不用任何定位装置，很多都是徒手截骨，你对这个问题怎么看？"

我一般都会反问："你要是那位主任，你如何面对别人这个问题？"

经过整理，我发现会得到4个层面的答案：

（1）我自己的患者都这么做，结果都挺好的；

（2）我都测量过我自己患者的术后片子，没有出现重大的偏差；

（3）我认为应该做一项比较研究才能证明这样做是安全的，不过目前来看没有问题；

（4）这样的研究是不可能通过伦理审查的。

如果请大家对号入座，会选择哪个层面？

这些是我的"惑"，但我想，我应该不是一个人。

二、四"耻"

"知耻而后勇"源于"知耻近乎勇"，语出《礼记·中庸》。我想，很多的"惑""耻"，难免与"知不足"有关。所以，咱们先聊聊"耻"。

我们常常自豪地告诉我们的同事、患者："我是个膝关节医生、髋关节医生……"事实上，我都没有足够的勇气，逻辑性、科学性地回答"膝关节是怎么来的，髋关节是怎么来的"这样基本的问题。

这正是第一个"耻"的内容——基本知识缺乏。

我们在大大小小的场合都没少讨论"我是怎么平衡膝关节置换的，我是怎么显露髋关节置换各种入路的"这样的问题，甚至还包括"初次普通髋关节置换"，可能很多医生都会觉得"这还有什么可讨论的呢"。事实上，我们的确还有很多的问题不知道答案：截完骨，软组织到底发生了多少改变？全麻与局部阻滞麻醉下，肌肉力量、软组织张力发生了多大改变，进而引起的生物力学差异是什么？怎样的截骨和假体设计最能复制人体本身软组织生物力学的状态？

这些问题就构成了第二个"耻"——基本技术挖掘不够深入。

以前，耳边经常听到"某某手术做得好，某某手术做得不好"，于是就饶有兴趣地问了几个人："你们当时是如何评价这位医生手术做得好不好的？""做得快，自信，流畅。"又问了当事人，回答："我的患者恢复都很好，没几个回来找我翻修的。"我继续追问："那有没有统计过并发症发生率、功能恢复评分、返修率、生活质量评分、手术时间、失血量……"讨论结束了。

这正是第三个"耻"——基本资料的搜集整理不足。

我们每次门诊平均要看50位左右的患者，其中很多处理方式都类似，基本以对症处理为主。但是不是每位患者发生疼痛肿胀的致病机理都是一样的呢？说到底，真正最佳的治疗策略还是得基于疾病的机理。

因此，第四个"耻"就是，我们对于很多疾病的致病机理，还没有沉下心来更好地寻找和定义。

三、三"答"

所以说，在回答"什么是创新""怎样才算接地气的创新"之前，我们还是先把科学素养弄扎实吧。否则，"基因编辑婴儿降生"这样的事情并不是结束，而仅仅是开始。

"这位患者为什么是这样的步态，那位患者为什么假体这么早就松动了，对于这样的患者，我们应该选择先截骨还是先置换呢？"……几乎每年，我们查房时都会不断重复地听到这样的问题，不停地听到大会、小会类似的讨论。然而，直到今天，依然没有定论。

说实话，我不想到了自己退休时，还会一直有这样的困惑。所以，新年伊始，我想做点儿什么——从自己的故事出发，结合自己这几年的工作经验，找到一些可以复制的方法，跟大家一起试着解答一下这些"惑"。

沉下心来，不断累积回答更多的问题，就能减少更多的"耻"。

四个"耻"中，只要减少一点点，都会是一个微创新。

解决临床中一个个小困惑，积累一个又一个微创新，未来都将形成一个巨大的创新。

当然，我有梦想，我的梦想是：一个可以写入教科书的概念、一个可以应用于临床的专利、一项可以全世界推广的技术、一本可以让全世界同行喜欢的杂志。有梦想，才会有动力、有激情、有活力。

接下来的日子里，带着对梦想的期盼，愿少点"耻"和"惑"，多点"知"和"行"。

（史冬泉）

第十九章　改进"扎针"，比发表SCI更让我兴奋——静疗技术创新发展之路

史医生说：

有幸受超过50家医院邀请谈谈创新，发现一个现象：每家医院的听众里至少有30%（有几家医院可能还不止这个比例）是我们的"战友"——护理工作人员，所以一直想找个特别接地气的护理创新故事和大家分享。

令人喜悦的是，我所在的南京大学医学院附属鼓楼医院袁玲护士长从"病房静脉通路建立困难"这个问题出发，一步一步积累"微创新"，经过多中心临床试验，最终指导临床。我们常常看到很多"高大上"的研究创新，每年*Advanced Materials*、*Nature Materials*刊登了多少让人梦寐以求的文章，然而实实在在用到我们患者身上的比例可能非常有限。

我们不妨看看袁玲护士长是怎么做的。

一、从"无"到"有"，一针穿刺、一根PICC就可满足患者全程化疗需求

2000年，我还是一位工作8年的年轻护士，那时我在血液科骨髓移植病房工作，深刻体会到为多年化疗的血液病患者建立静脉通路的艰难，很多被迫中止化疗的患者竟是因为身上已经没有可被穿刺的静脉或是他们不能忍受每天扎针的痛苦了。一部分护士可能会选择妥协，"穿不进就换人试试"；一部分护士可能会选择加强练习，提高熟练度；也有一些可能会选择依赖于资历更高的老师。当时，我甚至试过拿着头皮针在自己的静脉上一遍遍练习，但是正常人的静脉条件比患者化疗后的好上百倍，无奈的失败仍然常常发生。

我平时喜欢看看文献，通过查阅文献发现，国外有一种从外周静脉穿刺

到达中心静脉的置管方法，可有效保护静脉，留置时间长达一年。当时医院还没有这种产品，我们便申请将其引进。一针穿刺、一根经外周静脉穿刺的中心静脉导管（peripherally inserted central venous catheter， PICC）就可以满足患者的全程化疗需求。

通过阅读文献为患者解决一点小困难，这让我很高兴，同时领悟到这或许就是局部小领域的"微创新"，从此便走上了静疗技术不断创新发展之路。

二、从"有"到"优"，是一个艰难的大工程

刚引进PICC时，盲穿的置管成功率只有60%~70%。当遇到有些外周静脉条件差的患者，努力几个小时仍然无法穿刺成功时，我们心里会难过、受挫好几天。

后来我们发现国外有文献报道，ICU护士在床边应用超声引导下穿刺可提高穿刺成功率至96%。当大家还在质疑护士能否使用超声技术时，我已向超声室张炜伟主任申请每天工作之余学习超声技术。经过学习和实践，在多功能超声仪的辅助下，我成功完成了置管，一次穿刺成功率为99%以上，从此再也没遇过因为没有血管可以穿刺而不能化疗的患者。

只要能解决患者的问题，医疗技术的使用是可以跨领域的。此后，我们获得了江苏省医学引进新技术奖，并积极向省内的同行推广培训这个技术，推动了江苏省超声引导下PICC置管技术的发展。

但这并不是终点，在实际操作过程中不断地思考，就会发现依然还有很多改进的空间。

PICC置管后须行X线检查以确认尖端位置是否在上腔静脉内，如果导管异位，则要将患者送回置管室，把导管的敷料重新打开调整，调整后再回放射科拍片，直到确认为止，有时要来回折腾大半天。反复调管会增加患者感染概率和辐射损伤，而且置管护士的其他工作也会被耽误积压，只能加班完成。每次碰到这种来回折腾的情况，我恨不得立即想出办法进行改进。然而无论是查阅文献、向专家请教，还是找公司咨询，都没有找到很好的解决办法。

然而，吸引力法则特别有意思的是，只要你心心念念，解决办法就会渐渐地向你靠近。一次偶然的机会，我遇到一位意大利专家，在交流中了解到可以根据腔内心电图原理应用心电图机，通过腔内心电技术进行床边导管定位。但问题是，该技术只能用在前端开口且有外置导丝的导管上，而且需要专用设备和耗材。

可是我们使用的导管没有外置导丝，导管前端还是封闭的，而且国内既没有相关设备，也没有适用耗材，这么方便的技术，难道就不能用了吗？碰

见困难就喜欢死磕的我，带领团队开始了一步步地改进和尝试——这是一个艰难的大工程。

我把国外腔内心电技术的经典文献拿来阅读，对着图示不断思考解决方案。需要解决的问题分为两大部分，一是腔内心电引导系统，二是腔内心电图判读标准。

先从引导系统着手解决。我把引导系统分为显示器、心电转换器、导联线和腔内心电传导介质。尽管那位意大利专家给我们介绍的是心电图机，但我们通过实践发现，虽然可行但不够直观，而且机器不易获得。我们考虑如果使用心电监护，效果会更直观，且心电监护仪器是每个单元都常备的，容易获得。

心电转换器的功能是实现体表心电和腔内心电的转换。一开始，我们想直接制作一个心电转换器，但是从设计、注册到生产需要几年时间，而我是一刻都等不及的，只能想办法就地取材。我们拆解了国外的心电转换器，发现上面有一个接口和显示器连接，有两根导线，一根连体表电极，一根连腔内电极，通过心电转换器上的一个双向开关实现两个电极间的转换。于是，灵感来了。心电监护仪上有一个导联盒，导联盒上连着不同的导联线。在没有心电转换器成品的情况下，我们把导联线做成可拆卸式的，操作时手动将导联盒上的体表电极换成腔内电极，不就能获得一样的效果吗？

可是用什么作为传导媒介呢？我们用的导管是内置导丝型，但在尾端有一段1 cm长的导丝外露部分，于是就把导联线夹子夹在这部分。导管的前端是闭合的，但是在导管侧面有一个专利设计的瓣膜，瓣膜的压力大于80 mmHg时，瓣膜可以自动打开，这不就和我们的静脉输液原理一样吗？

下一个问题是，心电监护上的导联线头只有按扣式和鱼嘴夹式，与电极接触的面积和稳定性都不够。于是在那个炎热的夏天，我带着导管的样品，到建材市场去选择了宽度不超过1 cm的电工鳄鱼嘴夹，请来工程师帮我们制作了导联盒和鳄鱼嘴夹式的可拆卸导联线。

但问题又来了，导管是置入体内的，用什么样的消毒方式能够达标而又不影响心电传导呢？我们去请教了消毒供应专家俞玲护士长，通过几次消毒效果对比，最终选择环氧乙烷纸塑单包装消毒。

全部完成后，我们在对志愿患者置管时做了尝试，生理盐水缓慢滴注，通过因压力打开的导管瓣膜，注入患者体内，患者的腔内心电图通过鳄鱼嘴夹导联线引导，显示在了心电监护仪的显示器上。一个个"微创新"集合在一起，终于大功告成。我们团队创新性地建立了一套可用于各类中心静脉通路的新型腔内心电图（electrocardiogram，ECG）引导系统，并申请了专利，专利号ZL 2014 20436176.7（图19-1）。

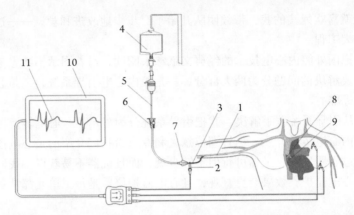

1. 三向瓣膜PICC；2. 无菌单包装分体式鳄鱼嘴夹RA导联线；3. 内置导丝尾端金属暴露部分；4. 生理盐水瓶；5. 输液器；6. 调节器；7. 可支撑冲洗导丝尾端的厄尔接头；8. 盐水流柱；9. 三向瓣膜；10. 心电监护显示器；11. 心电图波形。

图19-1 自然垂降生理盐水柱法引导腔内ECG连接示意图

腔内心电引导系统的硬件解决了，腔内心电图判读标准选择又有了问题。因为我们检索来的文献判读标准均不统一，那到底谁的标准正确，应该用谁的标准呢？我请教了我院心内科的徐伟教授。作为江苏省医学会心电生理与起搏分会的候任主任委员，徐伟教授建议：没有可靠的心电判读标准，我们就自己建立标准。于是，我们又招募了30位志愿者来到数字减影血管造影（digital substraction angiography，DSA）室。在徐伟教授的亲自指导下，我们建立了自己的精确判读标准。

该系统在我们医院落地应用，已经趋于成熟、稳定，我们希望能够让更多的患者享受到创新的福利。

基于前期研究，2015年，我们注册了国际临床试验（NCT02409589），制定了腔内心电图（indracardiac electrocardiogram，IC-ECG）技术标准操作流程，在江苏省内8家医院1 007例RCT中证实了此判断标准和定位系统的安全性和实用性，这一新的发现已在SCI期刊及《中华护理杂志》发表。随后该技术也获得江苏省医学引进新技术二等奖、《中华护理杂志》举办的护理研究方案评选大赛一等奖。在此期间，我们还在多个会议及继续教育班现场演示，制作视频发布于视频网站，接待省内外多家医院来观摩学习，得到了业内同行的一致好评与肯定。

三、另辟蹊径，"手臂输液港鼓楼模式"

我在临床工作中曾遇到一位导管并发感染的患者，了解原因后才知晓该患者有泡澡嗜好，他觉得PICC外露的那段导管不仅影响形象还限制了穿衣、一些活动习惯，舒适度不高。于是，为了改善患者就医体验，我们申报了新技术——手臂港的临床应用。因其输液端不外露，患者不必担心自我肢体活动受限，可进行洗澡、游泳等日常活动，不仅维护了患者自我形象，而且极大减轻了患者的恐惧焦虑，便利了患者的生活。

手臂港刚开展应用时，是由我所在医院肿瘤专科的医生、静疗小组护士、介入科医生、影像科医生以及心脏科医生共同配合在数字减影血管造影（digital subtraction angiography，DSA）下植入的。手术配合与并发症的观察完全依赖于手术医生的指导，这就存在临床护士参与度不够、护士主观能动性难以发挥以及接台等待时间长等弊端。为解决以上问题，肿瘤专科为静疗小组设置了专用的置管室，可优先安排手臂港患者，确保置港时间的确定性与可控性。同时相对于胸壁港而言，上臂港手术操作难度低，无气胸、血胸等并发症发生，可在超声引导下植入，更能节省操作时间，提高工作效率。

为加强医护合作，体现护士价值，我们将超声、IC-ECG技术运用于手臂港，在医生的授权指导下，由静疗专科护士在置管室操作，为患者埋入港座。这样不仅加强了医护间合作，还创新了静脉输液技术，被同行们称为"手臂输液港鼓楼模式"。

以我院为主的静疗研究团队经过不断探索与创新，成功对各种类型的PICC、输液港、血透导管进行实时精确定位。鉴于目前市面上关于中心静脉血管通路尖端定位的书籍质量参差不齐，我们结合自己团队的临床优势，同时收录整理了国内18家医院和医学院校的静疗专家们多年的经验和操作心得，编写出版了《中心静脉通路穿刺引导及尖端定位技术》一书，该书一经上市便广受好评，两个月内售罄。

20多年前的一个念想，让我走上了静疗技术创新发展之路，从学技术的新手到走向国际的专家，因为心怀患者，所以永不满足。小"窗口"也能有大作为。只要用心留意，深垦挖掘，无论是技术的创新还是管理模式的创新，身边处处有创新。

（袁玲）

第二十章　你中有我，我中有你——浅谈临床医学与基础医学的合作

　　"怎么找到很好的合作者？""能不能和别人分享早期的合作结果？""怎样避免合作过程中的不愉快？""怎样吸引合作者？"……相信这些问题是很多医学从业人员心中共同的疑惑。

　　其实，疾病诊断治疗新方法、新技术、新药物的产生，都离不开临床医学与基础医学或者材料学科的紧密结合，二者谁也离不开谁。在这方面，体现最明显的应该是肿瘤药物的研发。我将从自己与他人的合作经历出发，尤其是我在和基础医学、材料学等专家合作过程中的所思所想，和读者分享、交流，希望对大家有所帮助，期待大家一起把基础医学和临床医学的合作推动得更加深入和紧密。

一、合适的时间，合适的人

　　在错误的时间遇见合适的人，是遗憾；在合适的时间遇见错误的人，是无奈。成功的合作，是双方在合适的时间相遇。

　　从2006年到2019年，13年的时间，我与很多合作者都开展过对疾病诊治的研究，在此想特别感谢合作者们给予我的支持和帮助。一项研究中，所有的原始知识积累、想法的产生、技术方法学的开发、数据的统计、文章的撰写等均要靠一个单独的团队完成，如果没有合作者们的帮助，必然是事倍功半。

　　早期蒋青老师开始对骨关节疾病遗传学研究感兴趣的时候，我们遇见了南京大学的易龙教授和东京大学理化学研究所的Shiro Ikegawa（池川志郎）教授，通过与他们的合作，我们关于自身专业常见病遗传学的研究水准得到了质的提升，蒋老师因此成为这个领域的主任委员（board of directors）之一。

我们后续还一起在*Nature Genetics*、*Nature Medicine*等杂志相继发表了文章。

后来，在研究软骨损伤再生修复时，我又遇见了高中、大学皆是同学的顾臻老友。通过合作，我们把团队疾病治疗和材料学专家前沿知识与资源进行了有效、有机的结合，发明了一种软骨损伤治疗的新方法，并获得了国家发明专利，同时刊登在了*ACS Nano*杂志上。不仅如此，我们还受到了*Regenerative Biomaterials*杂志撰写软骨新材料进展综述的邀请。自此，想法越来越多。在对材料的需求不断冒出想法时，我们又遇见了南京大学的曹毅教授，他对我们超声缓释智能给药的想法进行了现实演绎，并与我们合作，将文章发表在*Nano Research*杂志上。随着对新材料的研发不断深入，我们的"脑洞持续打开"，新点子不断，后来又相继遇见了中国药科大学的莫然、南京师范大学的万密密等老师……

正在和未来即将开展的很多合作课题都特别有意思，这真是一件令人兴奋的事情。

二、响必应之与同声，道固从至于同类

志同道合，吾谁与归。合作的基础是双方价值观一致，惺惺相惜，才能不断产生火花。

要想达成好的合作，双方价值观一定要一致，其他都是技术问题。

"做事为先，想法主导，互相尊重，利益为后"一直是我信仰的合作价值观。我的耳边时不时会听到有些合作者之间相互抱怨、斤斤计较，很多人把心思都花在了"做事"以外的地方。我想，这样的合作注定不会太久，也谈不上愉快，更不会不断深入。

三、以诚感人者，人亦诚而应

人与人之间的交往是双向互动，合作的前提是互相保有诚信。

一封"蹩脚"英文求助邮件，让我幸运地与世界顶级骨科遗传学家建立了紧密联系。记得第一次与东京大学理化学研究所骨关节实验室主任池川志郎教授取得联系后，池川教授问我在做什么方面的课题，以及前期有没有什么发现。我丝毫没有犹豫，就把前期的研究结果发给了他，并希望他能给予一些指导和帮助。他看了以后建议我们的研究进一步加大样本量，以及加深分层分析，同时帮我们获得了日本及欧洲一些国家和地区的合作者的结果进行综合分析，使得研究结果更有意义，并最终发表在了*Journal of Human Genetics*杂志上。

当我将这个故事分享给其他人时，很多人对我们将没有发表的研究结果分享给他人表示担忧。其实大可不必，很多专家并不在意一个入门者的初步

研究成果，甚至可能就你对这个领域的热爱流露出赏识之情。

合作完第一篇文章后，我们志趣相投，价值观一致，更重要的是目标一致——希望一起寻找骨关节炎（OA）的致病基因。在那之后，我们开展了13年的合作，且至今合作仍在继续。其间，我们与池川教授团队一起在*Nature Genetics*、*Nature Medicine*、*Human Molecular Genetics*、*Journal of Human Genetics*等杂志发表了20余篇文章，同时获得了国家自然科学基金委员会的国际合作重大项目的认可。

四、来而不可失者，时也；蹈而不可失者，机也

机会是无时不有，无事不有的。人人都想把握机会，但常常会以"这不可能"作为逃避的理由，从而错失良机。其实，很多时候，我们不是没有机会，而是缺少发现机会的眼睛。

互联网时代下，人与人之间交往日益频繁，合作机会日益增多，在一篇文献、一场讲座、一次头脑风暴，甚至一次喝茶中，都有可能发现机会，所以任何场合大家都可发掘合作的机会。下面和大家分享两个自己的例子。

（一）一篇文献

很多人读文献，可能仅仅是单纯地读文献，而忽略了很多文字以外的资源。每次阅读文献，我们对于文章内容肯定会有各种各样的疑问、质疑等，有的人也许就搁置了，而我常常会与通讯作者联系，表达自己的困惑，希望得到解答。一年内，我可能会有几百甚至上千封这样的邮件。其实，只要有一封邮件被回复，也许就能改变你一生的学术状态，这非常有意思，也许这个通讯作者很快就可以坐在你的身边与你一起讨论了。而且，这种建立紧密联系的方法是可以复制的。这非常重要。

（二）一场学术讲座

一次，南京师范大学组织了一次江苏省内学术活动。我们在演示幻灯片时，不断抛出橄榄枝，并表达了想要寻求的合作领域，同时展示了我们的研究成果。果然，讲完以后，就有一个博士和我讨论了几个相关问题。很快，她的老师、团队便参与进来，最终我们开展了几个方向的合作。最新的一篇文章就发表在化学领域中数一数二的杂志*Angewandte Chemie International Edition*上。反之，一些人参会可能就是一到就讲，讲完就走，根本不关心听众们对自己用心准备的幻灯片有什么反馈，能不能通过听众听后产生的疑惑给他的幻灯片或者研究带来些许增色，或者能不能建立更好的合作关系；同时也不

思考听别人讲座对自己有什么帮助和启发。我本人很珍惜主持的机会，因为我可以听完整个会议并总结，了解和学习到很多其他学者、团队的关注领域或者研究方向。

其实，合作的途径有很多。坚信吸引力法则，把想要合作的触角伸出去，一定会创造出无数合作的机会。

五、合抱之木，生于毫末；高山仰止，景行行止

合作常常以小见大，"小"源于态度，体现素质，"大"积累进度，决定成败。为什么有些时候，合作却会停滞不前、毫无进展呢？

有时，人们常常希望凸显自己的功劳，而忽略关注别人的付出。互相合作，如果多关注并放大对方的努力和付出，一定会让合作变得更加紧密。由产生一个好的想法，到最终形成一个巨大的工程，以大文章的形式呈现，中间任何一个环节都不能少。但一些人会放大自己的一个操作、一次实验，却对合作者在审稿专家心目中无形的名声影响文章的认可度视而不见；一些人花了不少经费，觉得自己无可替代，殊不知一个好的想法的产生需要多少原始知识的积累；一些人觉得整天泡在实验室的工作无可替代，却不清楚很多人在幕后默默付出。所以，一个健康长久、成果丰富的合作，一定是你中有我，我中有你，且更多的是看见并放大对方的作用，这也是我所理解的尊重。

合作基于双赢，才会长久。

（史冬泉）

第二十一章 每一次义诊，都是自我救赎

史医生说：

我们常常接诊很多下肢畸形很严重的患者，当告知他们治疗费用的时候，他们失落的眼神总是让我们无奈；我们常常看见很多接受"偏方"治疗的患者，当人财两空后才得到科学治疗，悔恨莫及。我们时常惋惜，如果这些患者及时接受治疗，病情便可避免进展到如此复杂程度；我们常常心中有很多困惑想要求证，然而总是思考多于行动……

一次偶然的机会，我读到了雨凡的一篇文章，便想邀请他来咖啡馆坐坐。他给我留下的印象大都是医科以外的方面：当年他读书时候的青涩，开网店的商业思维，参加"一站到底"节目后的兴奋……所以，当我读至这篇文章的时候，很是欣慰和感动，因为在此文中，我看见了一名实习医生的自我思辨能力和人文情怀，其中部分内容让我产生共鸣。

希望大家花几分钟时间读一下这篇短文。也可以时时问问自己："对于那些该做手术却因为各种原因做不了的患者，你是否愿意继续帮助他？"

在我还只是一名实习医生的时候，有一次跟某位主任出门诊，接近中午十二点，门诊快结束的时候，一位弓腰驼背、衣衫褴褛、头戴蓝色头巾的老太太进了门诊室。她的膝盖已经严重弯曲，呈"O"形，需要用双手费力地拄着一根木头拐杖，一步一步地挪进门诊室，看得出她的每一步都走得很艰难，膝盖应该非常疼痛。

没有儿女，没有轮椅，没有挂号，她就一个人。老太太带着恳求的眼神说："我没挂上号，您能不能帮我看下。"主任点头应允。老太太说着她的病情，年龄大了，有点啰唆。主任听了几句，不得不打断她说："你这个除了手术，没别的更好的办法了。回家准备十万块钱，把两个膝盖都换了就好了。"听完这话，老太太的眼神一下子呆住了，停顿了二三十秒后，似乎想

说什么，却又停在嘴边无法说出口，默默转身，慢慢走了。

旁边一位戴眼镜的患者自言自语道："怎么不早点来看？腿都弯成这样了，唉，咱们国家的患者就是这样，太能忍。"主任想说点什么，但是最后什么也没说，只能默默摇头。当时我还年轻，没有多想，只是很清晰地记下了那位老太太呆滞的眼神和一瘸一拐、弓腰驼背挪出门诊室的背影……

多年后，我去乡镇卫生院支农义诊，因为是义诊，挂号免费，而看诊的又是市里三甲医院的医生，所以村里很多平时舍不得挂号看病的患者都会闻讯来看。走进诊室的第一位患者，我看到他的第一眼，就立刻想到了当年那位老太太。他穿着一双破烂的鞋子，两三根脚趾头都露在外面。当时我就懂了，别说手术，他可能连一张100元的X线片都拍不起。

给患者查体时，扑面而来的是难闻的味道及破洞的袜子、补丁套补丁的衣服……衣食尚忧，如何看病？

他们的病情是那么严重，我看着他们关节疼痛、畸形的程度，难以想象他们这么多年是怎么忍下来的。腰椎间盘突出压迫神经到那种地步，居然还能每天早出晚归，养老带小；双手、双膝、双足类风湿到重度畸形残废，居然还能每天下地干活，耕种好几亩地；癌症全身骨骼多处转移伴有剧烈疼痛的离婚妈妈，居然还能每天带着一个大孩，哺乳着一个小娃。生活的苦痛没有压倒他们，可是他们真的做不起检查、拍不起片子、吃不起止痛药，甚至他们连几块钱的挂号费都舍不得，更别谈动辄十几万的手术费用……

那一刻感觉自己好无助，突然不知道怎么当医生了，也不知道怎么治病了。只能尽可能仔细地查体，尽可能教会他们在生活中要避免什么动作、锻炼什么部位、注意什么姿势，尽可能去安慰，甚至去隐瞒……

义诊结束，坐在回去的大巴车上，一路颠簸，我看着眼前的荒芜贫瘠，想到了城市里的灯红酒绿，对比是那么鲜明，距离又是那么遥远。回去的路上我仍然晕车，想呕吐。就在前一天晚上，我还想以晕车为由推辞掉这次义诊，但庆幸的是我来了，否则我恐怕永远也不会知道，在灯光照不到的那大片大片的黑暗里，还有那么多被痛苦折磨的灵魂；可能永远读不懂"回去准备十万块钱……"这句话对患者而言包含了多少绝望；也可能永远理解不了那位老太太呆住的眼神、扭曲的背影、蹒跚的步态，以及那用树枝改成的拐杖。

然而，每一次义诊，都应该有它存在的意义。

"小孙，上台之前一定要严格按照无菌技术操作程序刷手，要知道这一个关节置换就是五万块钱，这五万块钱，是几万斤粮食，是一家人几年甚至十几年的全部积蓄，千万不能给人搞砸了。"

"小陈，23床那个患者用普通的纱布就行了，不要用敷贴，她家里太穷了。"

　　"你这个病啊，回去别到处试野法子了，好好做这个康复动作，会慢慢缓解的，别急于求成，别乱吃药了……"

　　尽吾所能，用吾所学；

　　佑吾所及，偿吾所愿。

　　从此，每一次义诊，都是一次自我救赎。

（王杨雨凡）

第二十二章　时代的烙印——赤脚医生

在中华全国青年联合会大庆培训会上，我深刻体会到了中国石油工业崛起之路的艰辛。返回南京后，一股强烈的，寻找百年党史中健康中国道路的冲动在我心中油然而生。于是，"赤脚医生"四个字，跃入了我的眼帘。

赤脚医生，乡村里的向阳花

赤脚医生向阳花，
贫下中农人人夸。
一根银针治百病，
一颗红心暖万家。
出诊愿翻千层岭，
采药敢登万丈崖。
迎着斗争风和雨，
革命路上铺彩霞。

我清晰地记得小时候村里有两个"赤脚医生"。他们经常背着印有白底红十字的黑色长方体箱子穿梭于大街小巷，有时候还看见他们一路小跑。

小时候，我每次生病基本上都是在他们的精心治疗下康复的。所以"赤脚医生"四个字，于农村生长的孩子特别有亲切感。

印象中有一部电影《红雨》，里面的女主人公就是一位穿梭在田野间的"赤脚医生"。

其实我一直对"赤脚医生"这个名称感到很纳闷，为什么是"赤脚"呢？是因为不穿鞋吗？医生为什么不穿鞋呢？而且我看到的"赤脚医生"的鞋子穿得都好好的啊。

后来自己从事了医疗卫生行业，才开始真正理解其中的含义，以及"赤脚医生"这个词所包含的精神。

"赤脚医生"的由来可以追溯到20世纪60年代，当时的中国不管是卫生技术员还是医疗经费都是向城市倾斜。

彼时，国家贫穷，不像现在有足够的资源和合适的平台培养出专业的医生，但疾病却不会因为贫穷落后而放过劳苦大众，并且生活条件的艰苦往往会使病痛的发生更加频繁，乡村对医疗卫生的需求迫在眉睫。

针对这样的状况，毛泽东同志做出了重点关注农村医疗的"六·二六"指示，表示："应该把医疗卫生工作的重点放到农村去！""培养一大批'农村也养得起'的医生，由他们来为农民看病服务。"于是，具有时代符号的"赤脚医生"便出现了。

1965年，全国各地陆续开始举办医学培训班，重点传授一些基础的医学常识。

在农村，伤风感冒、沙眼、肠道疾病、疖子、脓肿和小外伤等容易预防和治疗的常见疾病的就医需求，占总需求的80%以上，真正的急重病症其实并不多。

所以，为了适应时代和环境的需求，当时的培训班重点培训的是常见疾病的诊治方法。

前面提到的电影《红雨》里女主人公的原型王桂珍就是第一批学员中的一名学员。

王桂珍学成后，便第一时间回到人民公社承担起卫生员的责任。她没有坐在卫生所等患者来就诊，而是直接背上了药箱翻山越岭走进村庄里、田地里、每一位患者的家里。

人民公社卫生员没有固定的薪金，王桂珍每月只有大队的一些补贴和生产队记的工分作为薪酬。这微薄的补贴和工分，无法保障基本的生活需求，因此大部分卫生员白天参加生产队劳动，夜晚继续挑灯自学医学知识。

在田地里干农活时经常要光着脚，那时候人们自然地把"赤脚"和"劳动"画上等号，于是"赤脚医生"这个反映人民公社卫生员最真实日常的名称便广为流传。

由于贫穷落后，"赤脚医生"的医疗设备十分简陋，医疗资源极其紧缺。

王桂珍的药箱里就只有几片药片、一支针筒、一包银针、几块纱布和一个听诊器，这便是她所有的医疗设备。"治疗靠银针，药物山里寻"，银针和草药是"赤脚医生"的两件宝。

虽然交通不便、工具简单、资源有限，但不管是三更半夜还是风雨交加，只要有患者需要，王桂珍就会第一时间赴诊，认真地为患者看病、打针、服药，让患者早日脱离病痛。

王桂珍们的事迹家喻户晓。1968年9月，当时最具政治影响力的《红旗》杂志发表了一篇名为《从"赤脚医生"的成长看医学教育革命的方向》的调查报告,文章重点介绍了王桂珍、黄钰祥等人的先进事迹,立即在全国掀起了一股学习"赤脚医生"、学习王桂珍的热潮。更多的人投身农村医疗卫生系统中,极大缓解了当时农村医疗人员短缺的问题。

1969年,全国出现了大办农村合作医疗的热潮,不但成立县级人民医院、公社卫生院,还在大队设立了卫生室,构成农村三级医疗体系。在大队卫生室工作的医务人员,几乎都是像王桂珍那样半农半医的"赤脚医生"。在她们的协作之下,中国农村的医疗状况在短期内有了翻天覆地的变化。

"赤脚医生"的成果是有目共睹的。不仅国内媒体高度赞扬他们的工作,世界各国也给予了极高的评价。1974年5月,第27届世界卫生大会在瑞士日内瓦召开。王桂珍作为中国的"赤脚医生"代表出席会议,并在大会上做了交流发言。

联合国儿童基金会在1980—1981年年报中指出:中国的"赤脚医生"制度为落后的农村地区提供了初级护理,为不发达国家提高整体医疗水平提供了样板。世界卫生组织、世界银行等机构赞誉中国只用了世界上1%的卫生资源,解决了世界上22%人口的卫生保健问题。

中国根据自身情况摸索构建出符合当时国情的独特的医疗卫生体系,对其他国家的医疗改革产生了深刻的影响,也让其他国家认识到依据国情设立合适的医疗体系的重要性。

改革开放后,随着中国经济的发展,"赤脚医生"制度已经渐渐无法跟上时代的步伐。1985年,中华人民共和国卫生部正式宣布取消"赤脚医生"的称号,经考核合格者转为乡村医生。

但这并不代表"赤脚医生"这个名字就会随着医疗卫生事业的发展而消失在历史的长河中,相反,"赤脚医生"早已成为一个时代深刻的烙印。

如今的医生都是经过长期的专业培训,在专业知识和技巧上很容易超过"赤脚医生"。但在那个艰苦的年代,他们不分寒暑、不惧风雨、翻山越岭地把温暖送进乡村每一位患者的心中,这份坚守与执着是我们需要永远牢记并学习的。

虽然"赤脚医生"这个称号不在,但是这种佑护寒黎、医心赤诚的精神却深深刻在每一位医者的心上。

(史冬泉)

第二十三章　患者第一，离你的患者更近一些

一直想写点文字给我的一位患者———位非常乐观的老爷子。

这是一位每次来看病都喜欢在我面前"蹦跳"的老爷子。南京长江大桥修整好重新投入使用的时候，他第一拨就跑上去，发了自己蹦跳的视频给我，并且特别高兴地告诉我：史医生，是你让我走得更好，跳得更高。

一次，老爷子给我发微信："史医生，谢谢您推荐邱医生给我。经过检查，病理报告说我得了前列腺癌。邱医生说我只有两年的时间了。不过没事，我这么大年纪，这辈子知足了。我有两个女儿、一个儿子，非常满意，让我走，我也会高兴地走了。"

我心里有点难过，但我知道一定不能让老爷子察觉，所以从医生的角度宽慰他："不一定的，这个数字只是统计学的平均值，并不代表所有人。"然而，出乎意料的是，在后续术前准备过程中，老爷子又被查出还患有主动脉夹层。也许是因为他的乐观、他的知足常乐，他的主动脉夹层一直没有发展到致命的程度。后来他又来找我，我就把他推荐给了我们南京大学医学院附属鼓楼医院大血管病中心的海龙医生。之后的手术很顺利，老爷子目前正在重症监护室渡过肺炎症期。我相信，他一定会顺利渡过难关。

老爷子是一位美女音乐人（基本上研究生每次查房见到她都会紧张到脸红）的父亲。几年前，他来我们这里置换双侧膝关节。老爷子人高马大，膝关节尺寸介于2个尺寸（7~8号）之间（这也反映了目前市面上的人工关节设计很多是基于欧美人的解剖数据）。第一次，我选择了7号假体，这样前方截骨量适当增加，髌骨和股骨之间的压力小了很多，所以这一侧的术后功能等情况都非常好。根据第一侧功能恢复情况，进行另一侧手术的时候，我们希望为患者保留更多自身骨头，这样即使未来翻修也能有更多的骨量，所以就选了大一号的假体。然而，就是因为这次保留的3~4 mm的骨头，使得老爷子髌骨和股骨之间的压力增加了很多，弯腿特别费劲。于是后来不得已

给他更换了髌骨，把髌骨的厚度减薄了。之后这一侧功能也达到了比较满意的程度。

后来，老爷子还和我开玩笑："第一次是你师父做的吧，功能好，第二次是你做的吧。没关系，我非常愿意成为你的患者。我对我的膝关节非常满意，我没有想到我还能活蹦乱跳。"

我一直觉得，医生所拥有的一切，都是来源于患者，年轻医生的成长、专业知识的积累、临床技术的提升，以及荣誉、奖励、成就感和社会地位，等等。所以，每次老爷子有任何需求，我都非常乐意推荐我的医生朋友给他。他的儿子有时心理有点异样，我就把另一位海龙医生介绍给他。他甚至有时还会帮自己的朋友、七大姑八大姨来向我求助。他自己对此很自豪："南京最好的鼓楼医院，我有资源。"

6年的时间里，我们从医患变成了忘年交。其实从心理角度讲，我总感觉我们的心理年龄相仿。老爷子身上有很多值得我学习的东西，例如，他对这个世界、对生活的理解和热爱。

我衷心希望老爷子一切顺利，渡过主动脉夹层和前列腺癌治疗的难关。我坚信一定会的，因为我相信"相信的力量"。

一次，有位住院医生问一位来访的美国医生Dr. Donald M. Kastenbaum，"美国的医患关系怎么样？如何在专业知识不对等的情况下相处得更好？"

对方的回答是"Patients first, be closer to your patients"（患者第一，离你的患者更近一些）。

（史冬泉）

第二十四章　小儿骨科医生的转型之路——池川型（Ikegawa type）骨硬化性疾病的发现

对于临床医生来讲，如果有一个疾病、一种分型或者一种治疗方式，以自己的名字或者姓氏命名，都将是令人神往的。

我是幸运的：我的老师Shiro Ikegawa新发现4种骨硬化性疾病中，以池川型（Ikegawa type）命名的有2种；美国匹兹堡市为我的另一位老师Freddie Fu设立了Freddie Fu Day和Freddie Fu运动医学中心。

作为东京出色的小儿骨科医生，Ikegawa老师又返回东京大学攻读研究型医学博士（PhD），我一直不解其中的具体原因。

终于有一次，我问Ikegawa老师到底是什么深层次的原因，会让人毅然决然完全放弃临床工作，全身心投入到骨科研究。

他说：手术是做不完的，一遍又一遍，而且会越来越多。所以我想要寻找早期筛查、早期诊断、减少手术的方法，而研究骨科遗传学可以让我实现这一目标。

于是，在过去的20余年，Ikegawa老师完全沉浸在骨科疾病遗传学的探索中，为骨关节炎、脊柱侧弯、骨硬化性疾病、骨质疏松症等疾病发现了大量新的基因及功能性位点。

骨硬化性疾病（sclerosing bone disorder）与骨质疏松相反，是骨密度异常升高的一类疾病。相比于常见的病因复杂的骨质疏松，骨硬化性疾病属于单基因突变引起的罕见病，其致病基因的发现和致病机制的阐明对理解人类骨密度调控机制以及开发治疗骨密度异常的药物具有重要意义。

2019年被批准上市的用于治疗骨质疏松的Evenity（romosozumab）就是骨

硬化症致病基因（*SOST*）编码的骨硬化蛋白（sclerotin）的单克隆抗体，其开发起源于该罕见病致病基因的发现。

近三年来，Shiro Ikegawa老师与我的师弟郭龙领衔的骨关节疾病研究团队通过广泛的国际合作，深度探究骨硬化性疾病的病因和发病机制，取得了一系列突破性进展：先后认定4个新的骨硬化性疾病致病基因，即*TNFRSF11A*、*CSF1R*、*TMEM53*、*SLC4A2*，从而定义并命名了4种新的骨硬化性疾病（图24-1）。这些成果被包括日本经济新闻在内的12家国际媒体报道。与此同时，池川老师与日本制药企业的合作研究正在开启。

4种新发现的骨硬化性疾病中，以池川型（Ikegawa type）命名的有2种，分别是池川型颅骨管状骨发育不全（craniotubular dysplasia，Ikegawa type）和池川型大理石骨病（osteopetrosis，Ikegawa type）。

池川型颅骨管状骨发育不全以颅面骨畸形伴密度升高以及管状骨干骺端发育不良为特点，由池川-郭龙团队在2021年4月首次报道。该团队在来自4个独立家系的5个患者中发现*TMEM53*（编码transmembrane protein 53）基因突变，用基因编辑小鼠完美再现了这一未知的人类疾病的骨骼表型，通过病变骨组织基因表达谱的分析以及大量组织水平和细胞水平的功能学研究，发现*TMEM53*作为外核膜蛋白阻止转录因子进入核孔，进而调控成骨细胞分化相关信号传导通路（BMP-SMAD）这一新的机制。

该研究不仅发现并命名了一种新的人类疾病，而且利用基因编辑小鼠完美构建出该疾病模型，所发现的调控骨代谢的新机制有望成为治疗骨质疏松这一重大疾病的新靶点。

该研究一经发表，即入选《自然通讯编辑重点突出页》（*Nature Communications Editors' Highlights page*），并获得欧洲钙化组织学会（The European Calcified

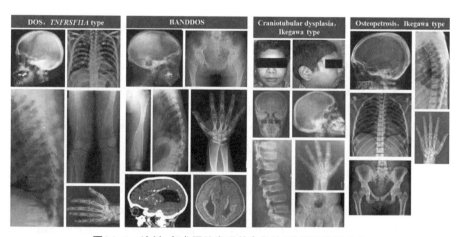

图24-1 池川-郭龙团队发现并命名的4种骨硬化性疾病

Tissue Society，ECTS）颁发的"东方-西方"合作研究奖（East-meets-West Award）。

从发现首个印度患者到解析疾病机制，该研究历时5年，涉及多个学科的接力式合作，再现了人类遗传病研究的经典过程：临床发现特殊表型，分子遗传学定位候选致病基因，发育生物学建立疾病动物模型，生物信息学和细胞生物学揭示分子病理机制。

研究者们为了保证新疾病的发现权，五年来一直维持随时可以投稿的状态，期间顶住了来自美国潜在竞争者的巨大压力，最终得以在一篇文章中将完整的证据链呈现给学术界。可以说，研究者的忍耐、合作与竞争贯穿池川型颅骨管状骨发育不全的发现历程之中。

池川型大理石骨病以弥漫性骨密度升高伴肾衰竭为特点，由池川-郭龙团队在2021年10月首次报道。大理石骨病又叫石骨症、粉笔样骨或先天性骨硬化，在骨硬化性疾病中发病率最高，目前已知11个亚型，分别由9个致病基因引起，这些基因调控破骨细胞或成骨细胞的分化及功能，是当前骨质疏松药物研发的重要靶点。

自2012年后，再无新的大理石骨病的致病基因被发现，病因学研究陷入瓶颈。

2021年，池川-郭龙团队在秘鲁家系中发现一种新的大理石骨病，患者携带SLC4A2（编码Solute Carrier Family 4 Member 2）基因突变。已知该基因编码细胞膜阴离子通道蛋白，负责调控细胞内pH，其缺失能够引起小鼠和牛的骨密度升高，但尚无相关人类疾病报道。

研究者们通过基因编辑破骨细胞前驱细胞等实验，阐明该秘鲁家系的病理机制为：SLC4A2突变造成功能丢失，导致pH依赖性丝氨酸蛋白酶活性下降，从而诱发破骨细胞伪足小体组装异常，最终引起破骨细胞成熟和骨吸收功能障碍。

在9年的空白期之后，该研究再次打破大理石骨病病因学研究瓶颈，首次证实SLC4A2对于调控人类骨量具有重要作用，为大理石骨病及骨质疏松的治疗提供新的靶点。同时，也获得欧洲钙化组织学会（ECTS）颁发的"东方-西方"合作研究奖。

该研究的患者来自居住在瑞典山区的秘鲁裔家庭。文章审稿阶段适逢新冠肺炎欧洲大流行的高峰期，患者的随访十分困难。瑞典合作者GG医生（化名）为了联系到患者，获得审稿人提出的追加材料，多次冒险增加出勤次数。GG及其全家感染新冠的消息传到团队后，大家的心都揪在了一起。

GG医生在邮件中写道："Dear Shiro，I just want to apologize because I am late with my summary. We have had covid at home and some of us are not fully recovered from that…Gs（GG丈夫的化名）is not really well，even if we had a so-called mild form. I have fatigue as a rest symptom. Only children，mostly Lr（小儿子的化名）is well. Lk（大儿子的化名）has also some fatique…I will summarize the family as soon as I can."

　　幸运的是，GG及其家人很快就恢复了健康，修回稿也得到了审稿人的好评。研究者的勇气和担当也完全留在了池川型大理石骨病的发现历程之中。

（史冬泉）

第二十五章 《新英格兰医学杂志》，这么近那么远

近年来，我们北京协和医院骨科研究团队在先天性脊柱侧凸的基础和临床研究中做了大量工作，新近的一项研究成果于2020年1月在*Human Mutation*（《人类突变》）杂志上发表，并被评选为当期的封面报道。结合2019年1月在*Genetics in Medicine*（《医学遗传学》）发表的系列文章，我们创新性地提出并丰富了先天性脊柱侧凸的首个分子遗传分型，而这一系列工作的基础，还要追溯回我们发表在*The New England Journal of Medicine*（《新英格兰医学杂志》）的文章。

提到《新英格兰医学杂志》，我的思绪又被带回到了5年前。还记得当时，我们北京协和医院骨科与复旦大学等国内外多家单位合作完成的研究成果《TBX6基因无效变异联合常见亚效等位基因导致先天性脊柱侧凸》以原创性论著（original article）的形式，发表在《新英格兰医学杂志》上。我们提出了全新的先天性脊柱侧凸致病模式，并为早期诊断及遗传咨询提供了理论依据。

在那段时间，微博、微信、百度上轮番"刷屏"，我们整个团队的心情都比较激动，毕竟每一个业内人士都明白《新英格兰医学杂志》意味着什么。文章最终能够成功发表，毫无疑问是对我们课题组和合作者过去工作的一种认可，同时，也是一种激励与提醒，告诫我们时刻保持清醒的头脑，踏踏实实地把研究继续做下去。

一、起源

人体正常的脊柱有着完美的生理曲线，颈椎前凸，胸椎后凸，腰椎前凸。作为骨科医生，在门诊中，我们时常遇到患有脊柱疾病的患者。印象中

有2位才20岁出头就有严重的先天性脊柱畸形的患者，双下肢瘫痪，十几岁开始便在轮椅上度过。

我们北京协和医院骨科团队在邱贵兴院士和现任骨科主任仉建国教授的带领下，在国内最早开展脊柱畸形的临床和基础研究工作。尽管有30多年的经验积累，但是面对这样的患者，我们依旧无能为力，最多做一个支具进行支撑。患者已经瘫痪，心脏和肺极度受压，我们能够预测到，这样的患者无法拥有常人的寿命，可能三四十岁时，呼吸衰竭、心脏衰竭就会夺走他们的生命。

对于脊柱侧凸的患者，我们到底能做些什么？一个医生一年可以做几百例手术，但对于某些患者来说，却无法通过手术得到治疗。是否可以早些预防，尽早地通过表现出来的征象发现这种疾病，及早地进行干预？先天性脊柱侧凸多是先天的畸形，是一种出生缺陷，所以我们想，这些患者可能存在着基因的突变。于是，我们与复旦大学张锋教授课题组合作开展研究，来探索先天性脊柱侧凸是否与遗传有关。

二、投稿与发文

通过研究，我们发现导致先天性脊柱侧凸的全新遗传模式，这对整个人类的疾病研究以及后基因组时代来说，都具有重要意义。因此，在《新英格兰医学杂志》上发表这一重要的结果，是我们共同的决定。

遇事情宠辱不惊，这是每一个协和人的气质。文章投出去的最初阶段并非一帆风顺。在第一轮审稿过程中，审稿人提出了很多尖锐的问题，一开始我们感觉有些问题没法回答，甚至有些绝望，不免怀疑能否发表。但是，我们团队的伙伴们一同努力，寻求解决办法。我们与张锋教授课题组沟通，大家各司其职，24小时不停歇，整整奋斗了一个月，来回答审稿人提出的问题。

其中，"研究结果要具有普适性，需要在世界不同中心、不同人种中得到验证"这一条审稿意见，当时对我们来说难度是比较大的。由于前期的积累，我们在国际上有比较好的声誉，也一直与国际上的医学中心保持着密切的合作关系。最终，我们获得了我国首都儿科研究所、美国贝勒医学院、美国哈佛大学等国内外多家单位的支持，为研究补充了数据。在此，再次感谢它们所做出的贡献。

从前期投稿到文章被接收共历时8个月左右的时间，经历了多次修回。虽然投稿过程比较艰难，但通过我们的不懈努力以及与编辑的有效沟通，最终成功发表。

三、感悟

得知文章最终被《新英格兰医学杂志》接收，我们非常兴奋，但我从第二天开始便变得平静了。说到底，文章的事情已经过去了，日常工作还要继续。我们要做的，不是沉浸在胜利的喜悦当中，而是要继续向前看。

我们这项研究源自临床的实际需求，是转化医学的一次成功实践。2017年，我们的工作被日本和法国的两个中心独立地重复出来，研究结果再次得到了国内外同行的认可。

目前，我们只解释了10%的先天性脊柱侧凸的发病原因，除了已发表的脊柱侧凸与TBX6相关研究工作要继续，还有许多其他未知的领域等待我们去探索。我个人觉得，这项工作肯定会很复杂，但是既然选择了这条路，就要走下去。

脊柱侧凸常伴随多系统的畸形，在邱贵兴院士、仉建国主任和吴志宏教授的带领下，我们建立了系统解析脊柱侧凸及相关合并症（deciphering disorders involving scoliosis and comorbidities，DISCO）研究协作组，同时在北京协和医院开设了骨骼畸形遗传门诊。通过研究体系的建立，我们可以为患者提供更多的遗传咨询，甚至一些靶向药物的治疗，进行精准化干预。

现今，医学科学高速发展、日新月异。每个人都在拼命向前，以求突破。因此，"工作狂"在现代生活中越来越常见。他们将几乎全部的时间都用在工作上，以求取得成功。不可否认，在现在这个竞争激烈的社会，不付出肯定是没有收获的。就像我们外科医生，一上手术台就特别兴奋，因为这是一个学习的过程，也是一个巨大的挑战。工作之余，我希望自己能把握住时间，让业余时间充实一点，下了手术后总结一下手术过程，看看最新发表的文献，约三五同行讨论一下科研，让自己手头的工作都有些进展，陪陪家人。

成功与否，其实都是生活的一种经历，有了大量生活的经历，我们才算有了财富。就拿这篇文章来说，即使最后没有被《新英格兰医学杂志》接收，我们也可以获取很多经验和教训，了解团队在当前工作中存在的不足，从而在今后的工作中及时修正和提高。我们要做的，不仅是付出比常人多出几倍甚至十几倍的努力，更重要的是保持一个乐观、积极向上的心态。在工作和生活中，不单要一门心思埋头苦干，更要争取站在一定的高度上正确审视整个过程和结果，真正做到"胜，不妄喜；败，不惶馁"。

"成功是99%的汗水加1%的灵感。"愿我们每个人都能够"心向往之，行必能至"。

（吴南）

第二十六章　骨科医生，研究血栓干什么？

骨科医生，研究血栓干什么？我想这是很多骨科医生或血管外科医生，以及更多其他专科大夫心中"嘀咕"的问题。当您看着自己的患者还未手术就突然离世；当您看着自己的患者术中因为肺动脉栓塞心脏骤停；当您看着自己的患者术后下肢肿胀起泡；当您为因肺动脉栓塞去世的患者流下伤心的眼泪的时候，您一定会有想要研究透彻血栓，甚至终结它的强烈愿望。

2013年以来，在蒋青主任的带领下，对于血栓临床与基础研究，我们又完成了一件"不可能完成的任务"。这是我们真正从零开始认识血栓至成体系的十余年，也是一部艰辛而有成就感的"抗栓史"（图26-1）。

通过10余年的努力，我们将人工关节置换后血栓发生率分别从全膝关节置换的70%多降到仅仅6.8%，髋关节置换术后血栓发生率则从50%多降到5%以下。

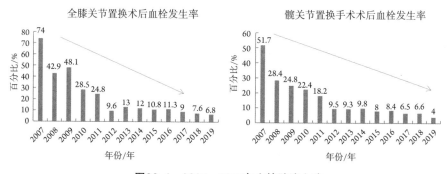

图26-1　2007—2019年血栓防治之路

一、"影帝"时代（2007—2015年）——迎难而上

研究血栓最早开始于2007年，那个时候临床上普遍存在对血栓认识不足的现象（血管外科除外），因血栓而出现的医疗纠纷更是屡见不鲜，现在我还记得一位北京大学的老师因为椎间盘手术而去世的案例。血栓的诊断主要依靠临床体征、指标学检查以及影像学检查，而前两者对确诊的帮助非常有限，且最让人头疼的是，无症状血栓占了很大的比例，所以想要明确诊断并开展研究只能依靠影像学检查手段。团队决定采用下肢深静脉造影来筛查血栓明确诊断。

造影的大致过程如下：每次检查时将患者带到放射科，由护理人员在其足部穿刺注入造影剂，再进行拍摄检查，完成诊断工作。每次检查时需要用车将患者从北院运到本部，路途中搬运患者非常不便，同时还需要随时防止患者造影剂过敏，因此一般下午最多只能完成5~6例检查，并且整个过程需要非常小心。

考虑到这项检查本身属于有创性操作及其实际费用、国外文献与病房患者的实际情况，我们开始把监测的时间放在手术后的3~5天。选择这一时间点的理由是患者前3天应激反应大、身体状况较差、活动少、大样本血栓发生风险较高。系统的研究开始于2007年5月，最初的时候，由一名临床研究生以及护理人员带患者到放射科去检查，这些研究生在科里都被称为"影帝"。大家的坚持也得到了血管外科、影像科以及医院后勤部门同仁们的大力支持，使得这一项筛查得以顺利开展。2007—2015年有包括史冬泉、姚晨、王峰、庞勇、张成绩、姚尧、戎朕、薛龙、杨献峰共9位研究生"影帝"参与开展了血栓的造影诊断工作，除负责诊断之外，还要将所有患者的血样、临床资料信息全部保留收集起来，建立样本库。

在血管外科冉峰教授的帮助和支持下，我们通过筛查共收集到了超过2 000例的珍贵造影资料，这些资料为我们了解国内人群的血栓发生情况提供了非常重要的理论依据。我们对重点人群、重点病种的血栓发生率如膝髋关节置换、前/后交叉韧带重建手术、普通关节镜手术、股骨颈骨折术前、强直性脊柱炎置换术后血栓的发生情况均进行了深入详细的调查与报道。还对血栓形成的围手术期病因学进行了深入分析，通过大样本回顾性分析明确了国内骨科大手术人群诱发血栓的危险因素，明确了代谢综合征、血型、季节因素、年龄、性别、P选择素等危险因素与骨科大手术病种血栓形成之间的相关性。这些资料对认识血栓和预防血栓有着重要的价值。

另外，我们还观察到血栓变化与围手术期采取不同措施存在相关性，由此意识到血栓预防不仅仅只是药物预防，早期规范抗凝、加强疼痛管理、早期康复介入都对降低血栓发生率、促进患者康复以及改善平均住院日具有非常重要的意义。

二、超声"游击队"时代（2015—2020年）——有创向无创过渡

随着每年膝髋关节置换手术量的急剧增长，造影的患者日渐增多，造影的工作量迅速增加。但是，由于造影时患者的检查仅局限于一次一个时间点，不能涵盖血栓发生的时间段，不利于随访工作的开展。2011年起，科室购入了床旁便携式彩超仪器并在2015年逐渐替代了下肢深静脉造影。

和造影相比，超声具有便携、可重复性强、廉价等优点，但是其精准度会因检查者水平、机器的限制以及患者的局部情况而受到影响。为了克服这一缺陷，病房特意培养了2名医生从事血管超声检查工作。同时，随机筛查的时间点也发生了显著变化，从原来只检查1次，到对每一位患者行多次检查，即术前、术后1天、术后3天、术后7天（出院前），以及出院以后在患者术后3个月，通过电话与患者预约时间回病房进行血栓复查。

通过上述多时间点的筛查，我们发现了很多有趣的现象。比如，一般很多科室对于术后气压泵的使用时间也就一天两次，一次0.5小时到1小时。这一使用方法并没有太多科学的依据，给很多医护人员带来了错觉——血栓的预防就是靠药物，其他不重要。2014年起，科室陆续引入了30台气压泵，并在原来气压泵预防一天两次，一次0.5小时的基础上，根据血栓在早期72小时易发现的特点，将气压泵的使用时间改为第1天连续24小时，接下来的3天每天8小时。结果发现，术后血栓发生率得到了进一步下降，充分说明物理预防在机械预防中的重要作用。

另外，我们还发现传统术前的血栓见于骨折、创伤患者，对于能够自己走进病房的术前患者，几乎很少有医生会怀疑或者筛查他们是否有血栓形成。事实上，我们在膝关节重度骨性关节炎的患者中择期行膝关节置换手术术前血栓筛查，发现术前的血栓发生率竟然有6.7%，其中不乏发生在腘静脉及以上部位的血栓。这也为我们带来了临床研究方面的思考：究竟需不需要术前筛查血栓？如果不筛查，将有一部分病例被当作术后形成血栓的病例，影响结果的有效性。

通过这几年的努力，血栓的发生率明显进一步下降，通过B超多时间点的持续监测，我们对血栓的发生特点有了更全面的了解，可以让我们的改善措施变得更加有效。比如临床上在考虑血栓的形成因素时，往往会分为患者自身因素、手术因素、围手术期管理因素等，但是这有可能忽略了其他造成患者发生血栓的因素。我们在术前彩超筛查时发现很多患者存在小腿肌间静脉扩张这一现象，通过术前和术后的筛查追踪，发现静脉血管扩张与关节置换术后血栓形成也存在着显著相关性。

此外，国内对于关节置换患者出院后的血栓情况几乎没有相应的数据记录和报道，对于国内人群而言，目前尚缺少足够的随访资料。很多国外资料报道关节置换术后血栓发生的时间可持续至术后90天以上。因此从

2015年起，我们逐渐开始3个月的随访工作。每一位患者出院3个月左右时，我们都会安排人提前给他们打电话，请他们回来复查血栓，至今已经超过了2000例。目前初步发现国内人群出院后血栓的发生情况和国外报道并不一致，数据还在进一步完善中。

三、有趣的科学问题不断产生的十年

用"实践出真知"来形容我们对于血栓的观察、提出的困惑和解决的过程。如到底需不需要延迟抗凝？止血带到底影不影响血栓的发生？目前溶栓的效果到底怎么样？滤器到底要不要放，什么时候放？患者关节置换手术术后血栓发病的机制是什么？术中健侧气压泵对于减少血栓发生有没有意义？溶栓的效率和药物持续时间如何提高？……太多的问题需要通过临床和基础的科学研究去探索、实践从而获得答案，而不是拍卖场式地"乱喊乱加"或者想当然地说"我认为""我觉得"。

我们在课题进行过程中渐渐发现，血栓治疗难点包括药物半衰期短、利用率低，且大部分停留在血栓表面无法深入渗透发挥作用。对此，我们要努力解决这些难点。于是，我们多次开展多学科探讨，如和材料专家南京师范大学毛春、万密密老师一起进行"头脑风暴"。

我们想到，一旦有血管内皮损伤，血小板就会自动往那里趋聚，如果把血小板掏空，里面装上我们想要的东西，不就解决了自动扑向血栓的问题？紧接着，我们开发了一种血小板膜修饰、可自主运动的多级孔纳米机器人，用于连续靶向给药，以实现短期溶栓和长期抗凝的目的。

其中，血小板膜可以协助多级孔纳米机器人在血液循环中靶向到达血栓部位。多级孔结构包含外侧较大尺寸的大孔结构（50 nm左右）和内侧较小尺寸的介孔结构（5 nm左右），这种特殊结构可实现在外侧的大孔结构中装载尺寸较大的溶栓药物尿激酶，在内侧的介孔结构装载尺寸较小的抗凝药物肝素，由此完成溶栓药物的快速释放（3小时左右）和抗凝药物的缓慢释放（20天以上）。在近红外光（组织穿透力强、对人体伤害性小）照射下，纳米机器人能够自主运动，靶向到达血栓部位后，利用运动能力深入渗透至栓体内部，由此更好地发挥治疗效果。

体外和体内实验结果表明，我们开发的多级孔纳米机器人以其独特的多孔结构负载不同药物，能够达到快速溶栓和长期抗凝的目的。它们凭借自身独特的运动能力深入血栓，从而提高治疗效果。在体外测试条件下，纳米机器人在血栓中的穿透深度是无运动能力粒子的3倍左右。动物实验结果证实，纳米机器人在体内具有良好的溶栓性能。值得一提的是，纳米机器人的运动能力提高了它们在体内血栓中的滞留量。无运动能力的纳米粒子在血栓中的滞留率为15%，而纳米机器人在血栓中的滞留率可提高到26%左右。这种利用纳米机器人的运动能力提高药物在血栓中的渗透性和滞留率的方法，为血栓治疗提供了新思路。与此有关的文章发表在*Science Advances*杂志上（图26-2）。

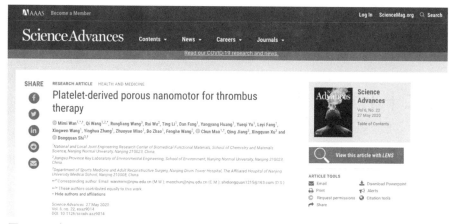

图26-2　在*Science Advances*杂志上发表的文章*Platelet-derived porous nanomotor for thrombus therapy*

回顾蒋老师带领科室团队的这十余年抗栓历史，一路走来每一步都走得很艰辛，但是我们一直秉承着"多解决一个临床问题，让患者少受一份痛苦"的价值观。团结一切可以团结的合作者，寻找一切可以寻找的领域内专家，吸取一切可以吸取的教训，学习一切可以学习的知识，是我在抗栓过程中最大的感受。这更是源于临床难题，通过研究而解惑方法学的最好诠释。

"抗疫短暂，抗栓终生"，希望血栓早日离开骨科领域。

（姚尧）

第二十七章　"膝关节痛"思维成长七进门

　　古代宅院大小称"进深"，古人用几进来表示房子的规格。七进由纵向的七个"厅"组成。

　　虽为居住建筑，却蕴含着深刻的文化内涵，是中华传统文化的载体。

　　对一个疾病的理解进阶过程类似进入探索疾病的宅院，要经过七进门。

　　因膝关节痛就诊的情况几乎在骨科门诊中排第一。膝关节痛的思考是一个关节外科专科大夫思维进化成长的进阶过程，更是不断突破思维的飞跃之旅。

　　闲暇之余，我想剖析一下个人对于"膝关节痛"的思考，分享我从幼稚到不断成熟的过程，与大家共勉。

一、一进门——症状治疗期

　　一些患者向我抱怨膝关节痛后，我想："那就镇痛处理吧。"

　　持有这样朴实无华的想法，也能很好地度过整个职业生涯。很多疼痛减轻的患者时不时以"华佗""神医"称呼我，让我内心得到很大的满足和自我膨胀，甚至一度认为自己已经突破了七道门。

　　有时候我觉得做研究最终是为了解决患者痛苦，而你看，我已经实现了，我的患者都挺好。

　　曾经有一位医生跟我"得瑟"：今年不错，治了100个，只有1个来找我麻烦的，满意度高达99%。

　　我回给了他浅浅一笑。

二、二进门——问号产生期

　　如果经常这样镇痛处理，有时候会觉得当医生好像很简单，好像不用读那么多年的书。这么简单的逻辑，似乎"医学一年制"就足够学会了。于是，我开始留意和思考：膝关节痛的性质是什么？胀痛、刺痛、肿痛、酸痛？疼痛的时间点是什么？休息痛、间歇痛、夜间痛、蹲起痛、受力痛？疼痛的具体位置是哪里（图27-1）？

事实上，每一种痛都代表了不一样的病理过程，比如肌腱炎症、软骨局灶性损伤、滑膜炎症、半月板损伤。引起疼痛的位置、性质和时间点都不一样，进而治疗方式也不一样。

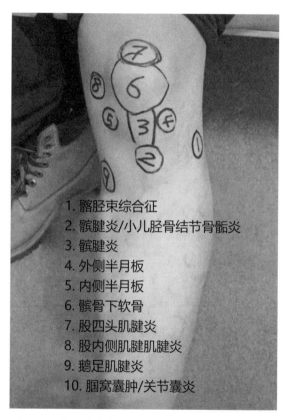

1. 髂胫束综合征
2. 髌腱炎/小儿胫骨结节骨骺炎
3. 髌腱炎
4. 外侧半月板
5. 内侧半月板
6. 髌骨下软骨
7. 股四头肌腱炎
8. 股内侧肌腱肌腱炎
9. 鹅足肌腱炎
10. 腘窝囊肿/关节囊炎

图27-1 膝关节痛点对应位置关系（更多详细内容见抖音号：shidongquan）

三、三进门——深入聚焦期

不断对比各种疼痛，深入探究病理学机制的时候就会发现，看似非常简单的症状背后蕴藏着丰富的逻辑。

三进门之后，就会发现自己"一进门"时候的认识是多么肤浅，难怪会产生"医学一年制"的低级想法。

以膝关节"肿痛"为例，三进门时就会发现引起此症状的两大主要原因——滑液和炎症。

针对滑液我会进一步思考滑液的理化性质是什么？是漏出液还是渗出液？滑液里包含了哪些物质？滑液在膝关节里面扮演怎样的角色？是如何做好膝关节组织间互作（crosstalk）媒介的？

四、四进门——灵魂拷问期

越深入就越困惑，就越能享受在知识海洋里遨游的乐趣。随便灵魂拷问一个问题，发现世界上没有人给出令人信服的答案的时候，就证明我们看到了寻找答案的空间，是非常有成就感的。例如，滑膜分泌滑液的开关是什么？分泌滑液是机体的正反馈还是负反馈？滑膜上哪些细胞亚群参与了此过程？分别扮演了什么角色？滑液中各种因子、碎片、细胞来源于哪里，以及如何提示分期并传递治疗信号？上述每一个问题对于疾病的诊治都有关键意义，且似乎需要更多的研究来回答。

五、五进门——拨云见雾期

这么多困惑，都需要按一条主线去探索，乱中寻求有序，寻找一个相对具有共性、可量化且具有科学逻辑性的研究内容。于是，经过全面搜索，渗透压便映入我的眼帘。

膝关节内有众多压力感受器，且影响着微环境稳态，只要深入观察就会发现很多令人兴奋的内容。如正常人和膝关节痛的患者之间滑液的渗透压差异明显，且持续稳定存在。市场上注入膝关节的润滑液的渗透压也是相对偏低。这或许是治疗效果稳定性差的原因之一。可见，渗透压可能是值得深入探究的关键点。

六、六进门——微观探索期

我锁定渗透压作为研究突破点，就是想知道它是如何影响膝关节微环境稳态的。膝关节中滑膜、软骨、韧带等表面均有压力感受器，当渗透压力发生变化的时候，各个组织上压力感受器一定会发出信号来指挥调控，并努力维持稳态。

于是我们设计了压力变化梯度，干预各个组织上的细胞，在不同渗透压力下进行单细胞测序，力求寻找相应的细胞亚群变化。

七、七进门——利剑出鞘期

对于临床医生而言，突破最后一道门的方法就是研究的内容以疾病诊治为目标。临床医生期待的是简单的治疗方式，这才可能更具实用意义。渗透压的调控是一个很值得期待的探索。于是，我们设计了临床实验，期望从门诊患者中选取处于关节痛早期的患者，在取得患者知情同意的前提下，将纳入研究的人群分为单纯润滑剂注射、单纯高渗盐水注射以及联合注射组。每次门诊复诊时，我们对患者进行膝关节疼痛及功能评分，从而动态比较各治疗组的疗效差异。

打开并跨过七道门，正是临床医生源于临床困惑，寻找并探索解决临床问题，思维方法学成长、成熟的过程。

（史冬泉）

第二十八章　我们需要什么样的查房——离患者和学生更近一些

查房最能体现一位医生、一个团队乃至一所医院的综合素养。

从我在国内见习、实习、轮转、规培到赴匹兹堡大学、美国特种外科医院、德国Charite医院进修，从电视剧到电影，这一路上我看过各种查房，真是千奇百怪。非常遗憾也非常羞愧的是，我查房很多时候也属于"高效派"，基本上用30分钟就能查完自己的患者。

"昨晚休息怎么样？疼么？下来走走。""计划明天手术，主治医生下午会和您进行术前交流。""恢复不错，明天出院吧。"自己实习的时候，既喜欢又不喜欢这样的方式，喜欢的是干净、利落、快速；不喜欢的是什么都学不到。现在回过头来看看，其实更多的是不喜欢。然而，自己渐渐变成了曾经不喜欢的样子。

既然有遗憾和羞愧，既然不喜欢，那就得改，改成自己会感到自豪和喜欢的查房模式。所以，周五上午时间充裕时，我都坚持与见习生、实习生、住院医师以及硕士、博士们一起查个房，也就有了一些感想。

现在我想叫上朋友们，泡好咖啡，一起侃侃而谈，一起回忆令人印象最深刻的查房。

一、查房是发现问题、困惑的阵地

"这位患者怎么比别人疼痛反应强烈很多？""这位患者抗凝后的瘀斑面积怎么比别人大？""这位患者术后不用降压药，血压都不高。""这位患者术后组织几乎一点不水肿。""这位患者下肢力线外翻的原因是什么？""最近几位患者睡眠好像都不太好。"……对于很多问题，如果不去寻找原因，也许直到退休前的一次查房还是会产生同样的困惑。

这里想举一个关于骨肿瘤患者睡眠质量的例子。

科室里的护士早班查房时经常发现骨肿瘤患者和亲属都存在不同程度的焦虑，有时情绪低落，和关节疾病患者相比尤为明显，晚班查房时也发现他们睡眠质量不太好。很多时候发现了这类现象，可能一转身就忘了，然后在明天、下周、明年查房时不断重复发现、遗忘。

有时候会听到其他同事说："这不是很正常？肿瘤患者本来就焦虑，怎么可能睡得好？"一听，一琢磨，似乎是没错的。然而，如果有心查文献，就会发现这种情况在癌症患者中的确是常见的现象。匹兹堡睡眠质量指数量表，之前就有过被用于评估癌症患者睡眠质量的报道，但是从来没有用于评估骨肉瘤患者。所以我们想研究患者是否的确存在睡眠质量问题，以及睡眠质量和哪些因素有关。

结果经过分类分层分析发现，化疗效果和临床分期是影响患者睡眠质量的因素。因此，在入院时就可以把患者睡眠的状况及原因进行归类及梳理，从而提醒我们在工作中更应该关注容易出现睡眠紊乱的患者，平时做好心理护理和安抚工作，做好病床位置以及同一房间病友的安排，提前准备一些睡眠药物，减少他们的焦虑。这样可以更好地改善患者睡眠，提高患者生活质量，从而一定程度上改善治疗效果。

这个源于临床上对睡眠质量的观察，通过实践后得到患者睡眠改善方案的课题，最终整理为以*Evaluation of Sleep Quality in Adolescent Patients With Osteosarcoma Using Pittsburgh Sleep Quality Index*为题的论文，发表在*European Journal of Cancer Care*上。

再举个例子，据报道，世界上膝关节置换治疗技术最好的中心，膝关节置换患者的满意度也仅有85%左右。除去一些感染或者有并发症的患者，还是有一部分患者不太满意——即使医生对这部分患者术后检查结果很满意，即使治疗过程是教科书级别的。如果查房时细心，我们就能察觉到这类满意度不高的患者对手术的焦虑程度和自身的抑郁状态明显比大部分患者要严重。

于是，我们调研了术前、术后评估患者焦虑抑郁程度的各种方式。在做膝关节置换手术前就挑选出这类潜在的患者，加强围手术期心理干预，适时给予药物治疗，同时针对手术加强镇痛治疗及调整康复进程，从而进一步提升患者满意度。

二、查房是开展医学教育的现场

查房过程怎样既让学生对疾病印象深刻，又提高学生对这个学科的兴趣，是我一直在思考的问题。我一直坚信，对规培生、实习生、见习生而言，一位好的带教老师，必须让他们喜欢上这个学科，对这个专业产生浓厚的兴趣，而不是产生厌烦情绪。

于是，我尝试了"医患床边发问式"查房模式，效果挺好。

患，即患方，患者和亲属。医，即整个医疗团队。患方可以挖空心思提出任何问题，由住院医生提炼他们的问题，并将他们的口头表达转化成专业语言，然后请主治医生、住院医生、博士生、硕士生回答，最后再由管床医生将专业性语言转化成口头表达语告知患方，直到患方完全理解明白为止。

例如，"股骨颈骨折"过去被称作"丧钟骨折"或者"人生最后一次骨折"，一次对股骨颈骨折患者的查房是这样的。

患方提问环节："这个骨折一定要手术么？""有亲戚以前打钢钉，你们现在说换什么髋关节，哪个好？""要换的话，我们要最好的。""手术没啥风险吧？"……短短几句话，其实就包含了"手术治疗策略方式""手术治疗策略的对比""手术风险及可能的并发症"。

于是，住院医生告诉患者及亲属："保守治疗，也就是让骨折的地方自己去长，卧床休息后渐渐耐受疼痛，但是有可能会长歪或长不上，后面有更大的可能会坏死，以后走路步态或者正常走路都会有影响。关键是，卧床时间长了，褥疮、肺炎等都可能会出现。在目前的医学时代，除非身体不允许，否则尽量选择手术，可以减少卧床时间，且可能可以早期下地甚至走路。手术治疗，包括打钉子和关节置换。打3根钉子，可以让骨折的地方更加牢靠，可以早点坐起来，翻身拍背方便，也不会影响断的部分骨头的生长，但是不能早期下地且远期股骨头坏死概率高。关节置换，指直接把断的地方换成人工制作的。在骨头条件允许的情况下，手术以后第二天就可以下地走路了。"再配合一些图画，一家人很快就明白了股骨颈骨折的来龙去脉。

于学生而言，他们能很生动、深刻地明白这个疾病的病理学机制以及手术适应证、策略制定的"前世今生"。接下来，我们可以更深入地给他们提一些思考的问题，包括人工关节材料的前沿研究，并发症处理的改进研究，花很长时间研究血栓的原因。

三、查房是掌握患者病情的库房

在微信朋友圈，我们经常能看见很多关于查房时医生鼓励患者术后下床行走，患者勉强走出病房的广告。查房时，我们会时不时地问患者："肿不肿？疼不疼？发不发烧？满不满意？吐不吐？晕不晕？青不青？……"很多科室、很多医院的查房目前可能都是上述类似的过程。

很多周而复始的查房，一周、一月或者一年下来，回顾一看，发现没有留下任何痕迹。查房前的交班也是周而复始的，没有特殊病情变化。可量化，才会有差异。如何挖掘查房时不可量化的内容并进行量化，需要大量细致的、不厌其烦的工作。

曾经有一名跟过我查了几次房的日本见习生，我对她印象特别深刻。她每天早上会将患者每天弯腿角度（主动、被动）、疼痛评分、瘀斑面积、手术中松解的范围等全部以直观的数据量表展现出来，中间备注治疗策略的调整，让我们每天都能清晰地看到患者的病情走向。

四、查房是检验知识储备的考场

每次查房，我都特别希望住院医生、主治医生、亲属等不停地、深入地"拷问"我们。第一，这能促使我们不停调动自身知识储备。第二，这提供了更年轻的医生学习的机会，比如能学习髋关节发育不良各种分型之间的优缺点及相应的治疗策略，翻修患者髋臼、股骨、胫骨骨缺损的各种分型，假体周围骨折各种分型及治疗策略，膝关节骨关节炎的各种分型。

例如，每次查房，我们都认为膝关节骨关节炎的Kellgren-Lawrence分级中间有模糊地带，且保守治疗策略和效果的相关性有限，再加上患者接受膝关节置换前的各种稀奇古怪的经历，查房时会出现不少的争议。

于是，一次查房后我们讨论争议内容、查阅文献，发现目前临床上早期的治疗方式更多的是基于病理学机制，同时和相应阶段的很多分子标志有很大关系。于是，我们尝试了一种新的分型方式——骨关节炎的分子分型。经过建模分析等，国际领域内专家评价这一分子分型是一种"exciting idea"（令人激动的想法）。现在我们正在改进，期待新的分型方式早日能指导临床治疗策略的制订。

对于查房，我们可能需要花更多的时间。因为，这是一所医院内涵的综合体现，可能和医院声望无关，却也息息相关。

（史冬泉）

第二十九章　国家自然科学基金面上项目（运动系统异常与疾病）：10年回顾

转化医学，作为一个新名词首次出现在1996年发表于《柳叶刀》的一篇文章中[1]，它是医学研究的分支之一，试图将基础研究和临床实践更直接地联系起来。

在许多国家，科学基金资助机构在促进基础医学研究和转化医学发展方面都发挥了积极作用。美国国立卫生研究院（National Institutes of Health，NIH）已在2016—2020年战略规划中明确提出，应将医学发现转化为健康福祉。英国医学研究理事会（Medical Research Council，MRC）2014—2019年战略计划的部分目标也是为可以改善民众健康状况、给全体人民带来福祉的研究确定优先级。加拿大卫生研究所（Canadian Institutes of Health Research，CIHR）2014—2015以及2018—2019年的战略规划中也提到要促进医学科学成果及其临床转化的卓越性、创新性和普适性。国家自然科学基金委员会（National Natural Science Foundation of China，NSFC）是我国基础研究的主要资助机构之一，2018年根据研究的科学问题属性，分为四个类别。（1）"鼓励探索、突出原创"，是指科学问题源于科研人员的灵感和新思想，且具有鲜明的首创性特征，旨在通过自由探索产出从无到有的原创性成果。（2）"聚焦前沿、独辟蹊径"，是指科学问题源于世界科技前沿的热点、难点和新兴领域，且具有鲜明的引领性或开创性特征，旨在通过独辟蹊径取得开拓性成果，引领或拓展科学前沿。（3）"需求牵引、突破瓶颈"，是指科学问题源于国家重大需求和经济主战场，且以鲜明的需求导向、问题导向和目标导向为特征，旨在通过解决技术瓶颈背后的核心科学问题，促使基础研究成果走向应用。（4）"共性导向、交叉融通"，是指科学问题源于多学科领域交叉的共性难题，具有鲜明的学科交叉特征，旨在通过交叉研究实现重大科学突破，促进知识融通发展为知识体系；希望通过新时代科学基金的资助导向为具有创新性的科研思路提供资助，聚焦并引领科学前沿，支持以实用为导向的基础研究实现突破，并鼓励和促进跨学科前沿研究的融合，以求解决核心科学问题，促进基础研究成果的转化[2]。

肌肉骨骼的损伤和疾病是对全世界人类的主要健康威胁之一，且已成为2017年我国致残的主要原因[3]。目前，手术一直是此类伤病的主要治疗措施，但并不是"万能灵药"，许多重要的问题不能通过外科手术解决。例如，先天性脊柱侧弯是一种在出生后立即发生的畸形，这使患者很难获得最佳的早期干预。邱贵兴院士研究团队发现，汉族人群中11%的先天性脊柱侧弯患者具有罕见的无效突变和TBX6亚等位基因的复合遗传[4]。该团队在此基础上开发出了用于辅助诊断先天性脊柱侧弯的TBX6基因突变检测试剂盒，以通过早期诊断降低先天性脊柱侧弯的发病率。因此，临床实践的进步离不开生物医学基础研究的进展和突破。

面上项目是NSFC主要的项目类型之一，每年申请和受资助的项目数量是各类项目中最多的。面上项目支持从事基础研究的科学技术人员在科学基金资助范围内自主选题，开展创新性的科学研究，促进各学科均衡、协调和可持续发展[5]。作为自下而上的研究类型，面上项目在研究方向上的分布在一定程度上可以反映科研工作者的兴趣和关注点。国家自然科学基金委员会医学科学部在2009年成立，以器官系统为主线，从科学问题出发，将基础医学与临床医学相融合，设立31个一级代码（H01~H31）及相应的二级代码。肌肉骨骼研究领域的申请和受资助项目主要分布在一级申请代码H06（运动系统异常与疾病）及其13个二级申请代码中[6]。本文将在分析近10年来运动系统异常与疾病（不包括肿瘤）领域面上项目相关数据的基础上，总结出该领域基础研究的热点与趋势，以进一步推动相关基础研究成果的临床转化。

一、近10年运动系统异常与疾病领域申请和受资助的面上项目

2010—2019年，NSFC医学科学部在运动系统领域共受理了7 266份面上项目的申请，其中1 243个项目获得了7.125 4亿元人民币的资助（自2015年起，资金分为直接经费和间接经费，本文所提到的2015年后受资助的项目资金均为直接经费）。NSFC医学科学部每年接收到的面上项目申请书从2010年的558份，快速增长到了2019年的1 056份。由于面上项目申请数量的迅速增加，NSFC在2013年制定了一些限制申请数量的新政策。例如，如果申请人在上一年度以项目负责人身份接受过面上项目资助或已连续2年申请却没有获得面上项目资助，就不能在当年申请[7-8]。因此，与2012年相比，2013年和2014年该领域面上项目的申请数量有所减少。但由于该领域科研人

才及团队的不断发展，2015—2019年的面上项目申请数量还是在稳定增加（图29-1）。受资助项目数量的整体趋势和项目申请数量相同。受资助项目从2010年的90项增加到了2012年的129项，在2013年下降到了117项，然后又逐渐增加到2019年的143项（图29-1）。近10年来，我国对基础研究的投入逐年增加，相应地，NSFC对运动系统领域面上项目的资助比例也从2010年的16.13%提高到了2014年的21.48%。但是，由于后来申请数量的快速增加，资助比例又从2014年的21.48%下降到了2019年的13.54%（图29-1）。

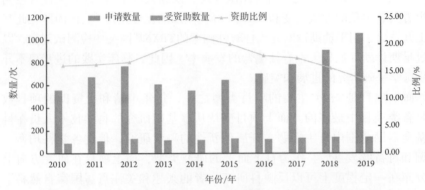

图29-1　近10年来NSFC面上项目的申请数量、受资助数量和资助比例

二、近10年申请和受资助的面上项目在H06各二级申请代码中的分布

医学科学部设置的一级申请代码主要以器官系统为主线的顺序排列，二级申请代码则根据基础到临床，结构、功能和发育异常到疾病状态的顺序排列，兼顾了与疾病相关的基础研究。H06一级申请代码下的13个二级申请代码如表29-1所示[6,9]。

2010—2019年，申请和受到资助的面上项目主要集中在骨、关节和软组织的损伤与修复（H0605）以及骨、关节和软组织的退行性疾病（H0609）等分支领域。相比之下，骨、关节和软组织疲劳与恢复（H0608）领域中申请和受到资助的面上项目数量则非常少（图29-2A），这与运动系统疾病在临床中的分布是一致的。近10年来，运动系统结构、功能和发育异常（H0601）和遗传性疾病（H0602）等研究方向的资助比例一直都很高，H0601和H0602的10年平均资助比例分别达到了29.05%和22.93%（图29-2），其原因可能是该领域的研究人员具备更好的科研基础，以及医学科学部2017年来对人类罕见病发生、发展及预防研究项目的专项支持。尽管近10年来，骨、关节和软组织感染（H0607）的资助比例有很大波动，但是10年平均资助比例仍然达到了19.77%，在所有二级申请代码中排名第三（图29-2）。

表29-1　主要申请编码及其次级代码

代码	分支学科名称
H06	运动系统异常与疾病
H0601	运动系统结构、功能和发育异常
H0602	运动系统的遗传性疾病
H0603	运动系统免疫相关疾病
H0604	骨、关节、软组织医用材料
H0605	骨、关节和软组织的损伤与修复
H0606	骨、关节、软组织移植与重建
H0607	骨、关节和软组织感染
H0608	骨、关节和软组织疲劳与恢复
H0609	骨、关节和软组织的退行性疾病
H0610	骨、关节、软组织运动损伤
H0611	运动系统畸形与矫正
H0612	运动系统疾病诊疗新技术
H0613	运动系统疾病其他科学问题

三、近10年来运动系统异常与疾病领域申请和受资助面上项目的关键词

随着近年来科学研究的进步和跨学科合作的发展，运动系统领域面上项目申请书中的关键词数量也在增加，截至2019年时已经超过了2 600个。近10年来申请书中最常用的关键词有干细胞（stem cell）、骨关节炎（osteoarthritis）、椎间盘退变（intervertebral disc degeneration）、核糖核酸（RNA，包括miRNA、lncRNA、circRNA）、骨质疏松症（osteoporosis）、骨折（fracture）、组织工程（tissue engineering）、生物力学（biomechanics）、骨缺损（bone defect）和股骨头坏死（osteonecrosis of femoral head）。这表明运动系统异常与疾病领域的研究者对肌肉骨骼退行性疾病和损伤的科学问题，以及干细胞、RNA、组织工程等新理论、新方法或新技术更感兴趣（图29-3A~B）。受资助项目中最常见的10个关键词则为椎间盘退变、RNA、骨关节炎、组织工程、骨折、骨缺损、股骨头坏死和脊髓损伤，其中有9个与申请项目中的关键词一致，但顺序不同。这表明这些研究领域的科研团队在研究水平上存在差异（图29-3C~D）。"脊髓损伤"没有出现在申请项目的前10个常用关键词中，但却作为受资助项目的前10个常用关键词出

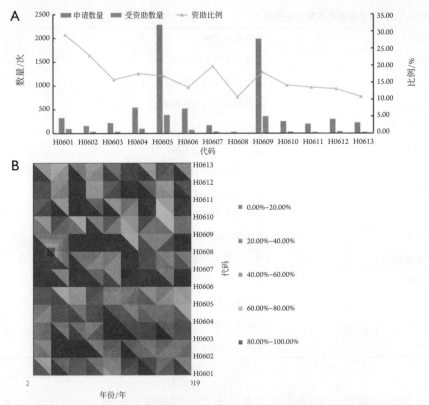

（A）近10年来H06各二级申请代码下的NSFC面上项目申请数量、受资助数量和资助比例；（B）H06各二级申请代码下的面上项目资助比例在过去10年中的变化。

图29-2 H06资助情况

现，说明该领域的整体科研水平可能更高（图29-3C~D）。

近10年来，医学及相关学科出现许多新兴研究领域，比如肠道菌群（intestinal flora）、细胞焦亡（pyroptosis）、外泌体（exosome）、3D打印（3D printing）、大数据（big data）和人工智能（artificial intelligence）。如图29-4所示，近10年来含有这些关键词的运动系统异常与疾病领域的面上项目申请从无到有，并逐年增加（图29-4A~B）。不仅如此，除细胞焦亡和大数据外，已经有一些含有这些关键词的申请项目获得了资助（图29-4C~D），表明这些新兴领域正逐渐与运动系统领域交叉融合。

四、近10年申请和受资助的面上项目在依托单位中的分布

2010—2019年，我国有291个依托单位共递交了7 266份运动系统领域的面上项目申请书，其中有106个依托单位的1 243份申请书获得了资助。

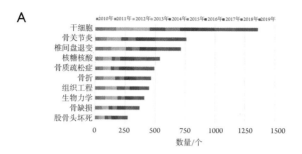

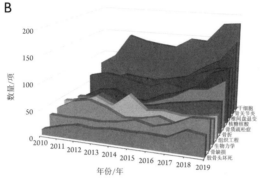

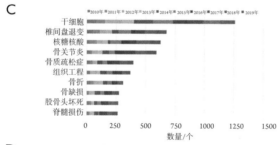

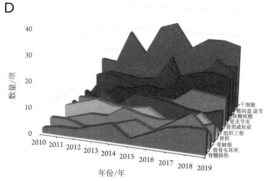

近10年申请（A）和受到资助（C）的运动系统异常与疾病领域面上项目中最常出现的10个关键词，以及这些关键词所对应的申请（B）和受资助（D）项目数。

图29-3　常见关键词和项目数

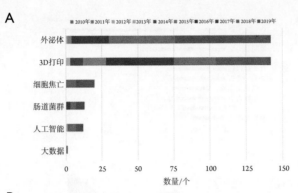

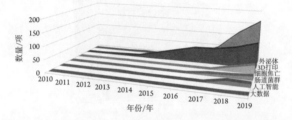

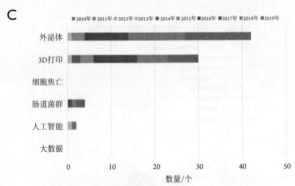

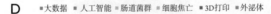

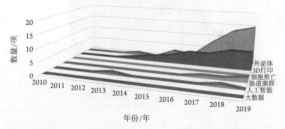

近10年申请（A）和受到资助（C）的运动系统异常与疾病面上项目中出现的新兴领域的关键词，以及含有这些关键词的申请（B）和受资助（D）项目数。

图29-4　新兴领域关键词和项目数

69.98%的申请项目及82.46%的受资助项目都集中在排名前30的依托单位中。近10年，上海交通大学在申请项目和受资助项目中均排名第一，分别占8.43%和10.62%。有32个依托单位在过去10年里仅有一个申请项目受到资助。虽然天津医科大学和北京协和医院的申请项目数少于其他排名前30的单位，但它们的资助比例分别达到了42.37%和36.71%，位居前二（图29-5A）。

H06的13个二级申请代码所对应的受资助项目在不同申请单位中也是不均匀分布的。上海交通大学在绝大多数次级编码中获得了最多的受资助面上项目，包括H0602、H0604、H0605、H0606、H0607和H0608。中山大学在H0603和H0608，北京协和医院在H0601和H0611，以及复旦大学在H0610二级申请代码中获得了最多的受资助项目（图29-5B）。这表明上述申请单位在相应研究方向上可能具有科研优势或有高水平的研究团队。

五、未来方向

一级申请代码H06所对应的项目主要支持对骨、关节、肌肉、韧带的结构、功能和发育异常的研究，对包括遗传性疾病、免疫相关性疾病、炎症和感染、损伤和修复、移植和重建、劳损和康复、退行性疾病、运动损伤、畸形和矫正，以及非肿瘤性疾病在内的肌肉骨骼疾病病因、发病机制、诊断、预防和治疗的研究。在未来几年，随着新方法、新技术的发展，将鼓励对精准医疗、再生医学和单细胞多组学等肌肉骨骼领域的新兴科学问题进行研究；鼓励基于临床观察，将基础研究成果转化为新药、新治疗手段及新诊断方法的研究；鼓励肌肉骨骼系统与其他系统或器官之间相互作用的生物机制研究。

六、结论

总体来说，自NSFC医学科学部成立以来，运动系统领域申请和受到资助的国家自然科学基金面上项目数量一直在不断增加。所有的面上项目，不论是否成功获得了资助，都与该领域的重点科学问题和前沿发现密切相关。一些新兴的技术、方法和理论在这些项目中得到了很好的体现。

尽管如此，与其他优势学科相比，该领域申请和受资助的面上项目数量还不够多，这表明该领域的科研队伍规模有待进一步扩大。由于该领域的科研工作过于集中在一些热点问题上，许多同样重要的科学问题并没有获得足够的重视。不仅如此，受资助项目在申请单位中的分布非常不均衡，这反映了该领域研究团队和研究资源的不平衡。为了弥补以上不足，应进一步加强运动系统领域人才的培养和科研团队的建设，以促进该领域的协调、均衡与

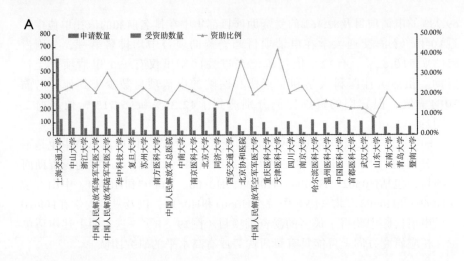

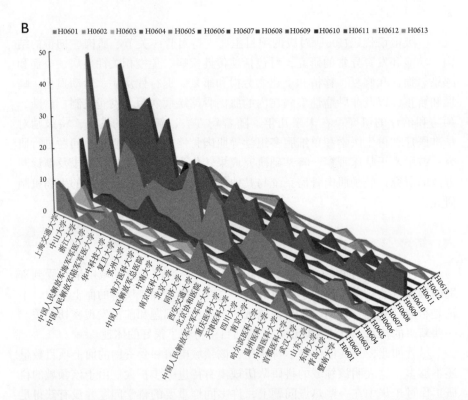

近10年运动系统异常与疾病面上项目受资助最多的前30个单位所申请的项目数量、受资助项目数量及资助比例（A），以及H06各二级申请代码所对应的受资助项目在前30个单位中的分布（B）。

图29-5 前30个单位项目情况

可持续发展；应鼓励开展原创性研究和以目标为导向的基础研究，以实现该领域科研的重要突破；还应大力支持跨学科的交叉研究，以促进基础研究成果的临床转化。

参考文献

[1]　Geraghty J. Adenomatous polyposis coli and translational medicine[J]. Lancet,1996, 348(9025):422.

[2]　National Natural Science Foundation of China. National natural science fund guide to programs 2019[M]. Beijing:Science Press,2019.

[3]　Zhou M, Wang H, Zeng X, et al. Mortality, morbidity, and risk factors in China and its provinces,1990-2017:a systematic analysis for the Global Burden of Disease Study 2017[J]. Lancet,2019,394(10204):1145-1158.

[4]　Wu N, Ming X, Xiao J, et al. TBX6 null variants and a common hypomorphic allele in congenital scoliosis[J]. N Engl J Med,2015,372(4):341-350.

[5]　National Natural Science Foundation of China. National natural science fund guide to programs 2020[M]. Beijing:Science Press,2020.

[6]　National Natural Science Foundation of China. National natural science fund guide to programs 2010[M]. Beijing:Science Press,2010.

[7]　National Natural Science Foundation of China. National natural science fund guide to programs 2013[M]. Beijing:Science Press,2013.

[8]　National Natural Science Foundation of China. National natural science fund guide to programs 2014[M]. Beijing:Science Press,2014.

[9]　Lin J, Chen L, Dou D. Progress of orthopaedic research in China over the last decade[J]. J Orthop Translat,2020,24:131-137.

（窦豆）

第三十章　医生家里要不要书房？书犹药也，善读之可以医愚

读书而不临证，不可以为医；临证而不读书，亦不可以为医。

——陆九芝《世补斋医书李冠仙仿寓意序》

南京大学图书馆"上书房行走"栏目截至2020年11月底已经举办28期了。每看一期，就羡慕一期，羡慕他们有高雅的书房、精心有韵的书房名、深厚的文化底蕴、安静淡雅的品书环境、淡定从容的思维境地。对此，不少医生好友却表示，工作一天本身就很疲倦，再回去看书只能起到助眠的作用，一翻开书就哈欠连天，家里要个书房还不如按摩椅来得有用。

事实上，体力上的劳累更需要心灵上的充实来慰藉。

我从医学院毕业后就成了一名外科医生，工作虽繁忙但生活很简单，救死扶伤、教书育人、科学研究逐渐成为生活的主旋律。自1999年进入南京大学到现在，专业书与专业文献几乎占据了我所有的读书时间。因此，我时常觉得时间不够用。

每天的手术，让人切身体会肾上腺素波动如坐过山车般的感觉，想要在遇事时做到波澜不惊，唯有谨记"书山有路勤为径"。所以，努力挤出碎片化的时间多阅读一些喜欢的书籍、吸收丰富的知识就显得很有必要了。爱阅读是经过南京大学前后10年洗礼的学生所具备的特点，也是南京大学这一多元化、综合性大学特有的底蕴。

很多文学大家的书房都有一个耐人寻味又能体现文学素养的名字，看后令人顿时心生羡慕。我曾想为书房起一个雅致的名字，但是一直没有倾心的。后来，偶然有一天，我探访文学院金程宇教授的"传习堂"时，偶见一日本养老泉碑铭拓片（图30-1），遂感碑铭内容与我们夫妻俩特别有缘分，令人心潮澎湃。碑铭中有一句"天降嘉瑞，地出奇泉"，令我顿生

灵感，起了"嘉泉阁"这个名字。这个名字很是令人喜欢，也引起了大家的共鸣。

书房里，清末书法家杨守敬的行书作品《见垣一方》是我最喜欢的。"见垣一方"，出自《史记·扁鹊仓公列传》的一个故事：长桑君传秘方给扁鹊，告之"饮是以上池之水，三十日当知物矣。""扁鹊以其言饮药三十日，视见垣一方人。以此视病，尽见五藏症结，特以诊视为名耳。""垣"为矮墙，"见垣一方"意思为"可透过矮墙为患者看诊"，引申义为"医术高明"。世人常用"华佗再世""妙手仁心"等词汇来称赞医生医术精湛高明，当时我还是第一次见到以"见垣一方"四字来形容医术，而且该作品出自被誉为"现代书法之父"的国学大师杨守敬之手，更让人一见倾心。我的书房门口还挂有南京佛学院副院长、牛首山佛顶寺住持曙光法师即兴创作的藏头联"冬雪冰洁天上来，泉水清净医众生"，从我的名字诠释了职业的特殊性。

如果想成为一名伟大的医生，却没有大量的阅读，就很难拓宽人生的厚度，最终沦为空中楼阁。于是下班离开医院后，书房成了我最喜欢的地方，因为这里能让我一天波动的肾上腺素趋于平静和稳定，使我变得更加潜心、净心。

嘉泉阁最多的还是骨科、肿瘤科等专业相关的书籍，但我平时喜欢阅读些历史类、医学人文类、小说类、艺术类的书，有时候还喜欢看带有医学元素、令人有亲切感的书籍，比如《说吧，医生》《只有医生知道》《大流感》等。此外，我还喜欢读一些心理学相关的书籍，比如《心理学》《微表情心理学》等。

通常人们会认为外科医生是急性子，阅读速度肯定比内科医生快，然而事实并非如此。内科医生阅读速度非常快，而且能抓住精髓。外科医生平时做决策快刀斩乱麻，一到沉下心来读书，反而喜欢揪细节。我的阅读习惯就是细嚼慢咽型的。

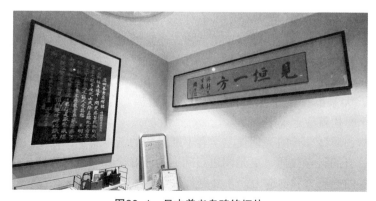

图30-1　日本养老泉碑铭拓片

一、读书，让我和我的患者离得更近

很多人都觉得现代医学少了点温度，家父2018年生病的经历，更让我感同身受。我在1999年毅然决定学医可能也是内心深处想要对其做些改变。医学人文类书籍对于医生良好价值观的树立有指导作用，还能帮助医生更好地换位思考。

"其实患者要的不多"是我最深的体会，医生的几个笑容就能令他们非常满足。我们每次门诊要看超过80个患者，也就意味着一上午4个小时要和超过80个家庭进行沟通，而且这些患者和亲属都处于焦虑状态，这时，几个笑容就能令患者全家人的焦虑紧张感得到很大缓解。

我一直在朝这方面努力，因为，我知道，我的一切都是患者给的。举个例子，《电影叙事中的医学人文》引用了中国医师协会张雁灵会长一句话："因为有患者，才有医生，没有患者，医生就一无所有。"它一直深深地影响着我的医学生涯。

医生和患者是应该互相感恩的，医生照料患者的疾病，同时患者给医生的成长提供了很多的资源。没有患者就没有医生，没有患者就没有科研，没有患者就没有传承，没有患者就没有事业，正是患者让我们对于疾病的认识、病因学的探索、前沿治疗的研发、医学教育的传承有了更深入的理解，奠定了更坚实的基础。

二、读书，让我更懂得学者的闻道与问道

医生除治病救人以外，要做一个学者。不仅要"活到老，学到老"，还需要传承与创新。不仅是大学附属医院的医生，南京大学更应该如此。

目前的学术生态要求人们有一定的定力和淡泊名利的品性，南京大学的学习让我在DNA里刻上了这样一段宝贵的序列，陈平原老师的《学者的人间情怀》、吴志攀老师的《闻道与问道》、毕飞宇老师和张莉老师的对话录《小说生活》等作品在我努力成为一名学者、医者的道路上给了我很好的启发。

真正的学者，一定是独立思辨、善于质疑的。毕飞宇老师有一段话，特别能引起我的共鸣："我很不喜欢现在的风气，那就是规避争论。大家都怕一件事，那就是'得罪人'。无论遇到什么事，都是微笑，然后呢？挺好，蛮好的，大家都在比谁更有亲和力，这很糟糕。当所有人都在做好人的时候，这个时代就注定了平庸。"

思辨、质疑、善问、创新是学者不断升华的基本要素，也是大学附属医院医者特有的科学气质，更是闻道与问道的最好诠释。只有这样，我们才会萌生更多的想象力和创造力，才会更具科学的态度，更富前瞻的眼光。

医学上，有太多的疾病还没有得到充分的认识，有太多的治疗令人束手

无策，有太多的神秘空间需要探索。如果没有学者的闻道与问道精神，中国医生在疾病的诊治前沿领域很难有话语权。以我们团队十几年一直潜心攻克的软骨再生的问题为例，到目前为止，只能说一直在接近真实软骨，再生出了"类"软骨组织。要想删掉这个"类"字，还需要几代人的努力。

三、读书，让我知道医艺不分家

明末清初文学家张岱的《陶庵梦忆·卷四·祁止祥癖》有言："人无癖不可与交，以其无深情也；人无疵不可与交，以其无真气也。"这句话让我深受启发，所以我从大学开始就一直在寻找一个自己真正痴爱的癖好，也许是怕被人定义为"不可与之交"之流。所以，书房里有个小角落，就是有关癖好的。

其实我离"艺"还有很长远的距离。从目前阶段来看，我和我儿子一样，还在"上幼儿园"。但是我仍想用20年时间努力培养自己的一份爱好——"篆刻"（见图30-2）。外科医生用"手术刀"，篆刻家用"刻刀"，刀刀相惜，医艺融合。这也是我喜欢篆刻的一个很大的原因。我是相信"吸引力法则"的，自己也开始搜集一些一见钟情的作品。好朋友们也时常赠予我相关的书籍，如《中国美术全集》《篆刻五十讲》等。其中，有一本是拍卖行的印章拍卖目录。我临摹后恍然大悟为什么我的章只值4元，而人家的值4万元。原因不仅是他们是书法大家，更多的是领悟了什么是艺术的美。南京艺术学院黄惇老师是我学习书法篆刻的启蒙老师，《书法篆刻》是他送给我的见面礼。从此，临摹书上各个时代的印章，成了我业余时间最痴迷的事情。

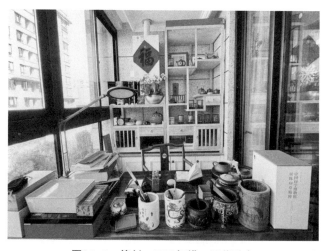

图30-2　篆刻，刀刀相惜，医艺融合

最后，献上宋末元初诗词名家黄庚作品《赠医者花道人》，"藜杖横肩过竹扉，半挑药笼半挑诗。笑予盘礴山云裹，泉石膏盲作历医。"与君共勉。

（史冬泉）

第三十一章　外科医生的弹力袜

曾经每次看见手术室的更衣室里一个个外科大夫熟练地穿起弹力袜，总有一种心生遗憾的感觉。心里总觉得不至于，尤其看见很多年轻大夫也都穿脱自如，不禁问道："这么早就开始穿了啊？有用吗？"

"至少没坏处。"这句回答深深触动了我。

虽然我也时常体验着双侧小腿的紧绷感，同时践行着"治未病"的理念，尝试着穿过一段时间弹力袜（图31-1），但由于每次穿脱太麻烦，中途还是放弃了。

随着门诊量突破160人次，月手术量突破80台后，我站立的时间不断增加。

每次门诊由原来的坐半天，变成了在2个诊室之间来回跑半天。半天门诊的奔跑步数妥妥地超过了10 000步。

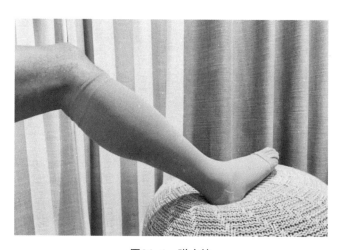

图31-1　弹力袜

有一次突然发觉小腿内侧局部有压痛，伴随皮温略高，沿着血管走行处也有点压痛。

我心想：当初的"治未病"的理念没有很好地践行，最终自食其果了，渐渐地，肿胀和行走不适随之而来。

于是，在专科大夫的建议下，"弹力袜"——儿子眼中的"连袜裤"又被我穿上了，也终于明白了日积月累，水滴石穿。

再仔细调研发现，对于手术室几大常见病——静脉曲张、静脉炎，颈腰椎退变、甲状腺功能异常等，大家都习以为常。

我长期站立、弯腰、俯瞰，缺少日照，时常受到辐射，但现在只要每天都看见一张张笑脸、一个个坚定的大拇指，就觉得疲惫不堪都值得。

不过脱下弹力袜的瞬间，我又看见了周围的腰托、火罐、敷贴腕……

（史冬泉）

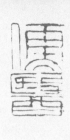

AME
Publishing Company

听泉说医

史冬泉 著

行医之艺术，听泉说

掌杏林，见垣一方

育桃李，学高身正

AME Medical Journals

Founded in 2009, AME has been rapidly entering into the international market by embracing the highest editorial standards and cutting-edge publishing technologies. Till now, AME has published more than 60 peer-reviewed journals (13 indexed in Web of Science/SCIE, 7 indexed in Web of Science/ESCI and 20 indexed in PubMed), predominantly in English (some are translated into Chinese), covering various fields of medicine including oncology, pulmonology, cardiothoracic disease, andrology, urology and so forth (updated on Aug. 2022).

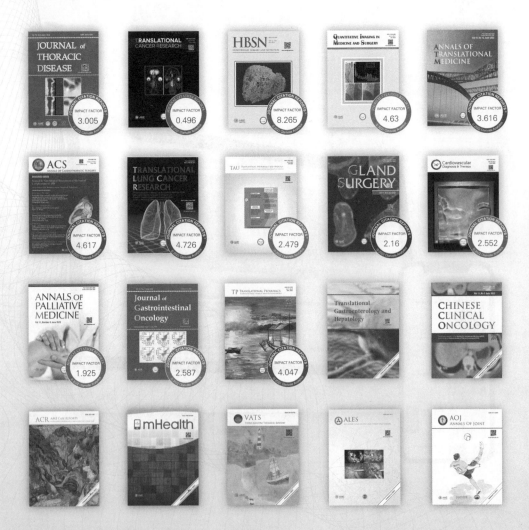

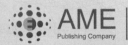

Academic Made Easy, Excellent and Enthusiastic

欲穷千里目、快乐搞学术

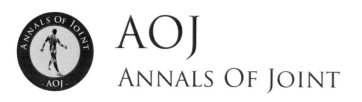

AOJ
ANNALS OF JOINT

ISSN 2415-6809

• Open access
• Peer-review

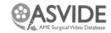

aoj.amegroups.com